实用护理
理论指导与实践

王 珂 等主编

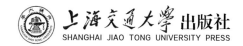
上海交通大学出版社
SHANGHAI JIAO TONG UNIVERSITY PRESS

内容提要

　　本书主要介绍了内科、外科、妇科、产科、儿科、急诊科常见疾病的病因、病机、临床表现、辅助检查、治疗等内容，重点对护理措施及健康指导的相关内容做了详细的阐述。本书是一本不可多得的临床护理实践参考工具书，可供各级医院的护理工作者参考使用。

图书在版编目（CIP）数据

实用护理理论指导与实践 / 王珂等主编. --上海：上海交通大学出版社，2022.9
ISBN 978-7-313-25893-9

Ⅰ.①实… Ⅱ.①王… Ⅲ.①护理学 Ⅳ.①R47

中国版本图书馆CIP数据核字（2021）第233198号

实用护理理论指导与实践
SHIYONG HULI LILUN ZHIDAO YU SHIJIAN

主　　编：王　珂　等			
出版发行：上海交通大学出版社	地　　址：上海市番禺路951号		
邮政编码：200030	电　　话：021-64071208		
印　　制：广东虎彩云印刷有限公司			
开　　本：710mm×1000mm　1/16	经　　销：全国新华书店		
字　　数：195千字	印　　张：11.25		
版　　次：2023年1月第1版	插　　页：2		
书　　号：ISBN 978-7-313-25893-9	印　　次：2023年1月第1次印刷		
定　　价：128.00元			

编委会

主　编

王　珂　梁菲菲　刘春霞　赵丽娟

赵金金　郭芳琴

副主编

韩笑笑　汪素华　甘　泉　刘国娟

刘　静　李　涛

编　委（按姓氏笔画排序）

王　珂　甘　泉　刘　静　刘国娟

刘春霞　李　涛　李温温　汪素华

练国梅　赵丽娟　赵金金　袁　玫

顾　静　郭芳琴　梁菲菲　韩秋萍

韩笑笑　韩雪红

前　言

　　护理学是以自然科学和社会科学理论为基础的综合性应用科学,其目的是研究护理理论、知识、技能及其发展规律,维护、促进、恢复人类健康。随着现代医学的发展,护理工作也更趋向于多元化;护理相关新理论和新技术的涌现,丰富了护理医学的内涵;护理内容的更新,使护理工作由过去的简单操作发展到生活护理、治疗护理、心理护理、社会支持等多个层面;护理学科的快速发展和优质护理服务的深化,对护理从业人员的工作素质、工作能力提出了更高的要求。同时,护理工作者的知识结构和解决临床实际问题的能力也需要更新与提升。鉴于此,我们特组织一批具有多年临床护理经验的专业人员,在参考众多国内外最新、最权威的文献基础上,并且结合各自的临床经验,编写了《实用护理理论指导与实践》一书,期望本书的出版能够对促进临床护理工作的规范化、系统化及科学化起到一定的作用。

　　本书主要介绍了内科、外科、妇科、产科、儿科、急诊科常见疾病的病因、病机、临床表现、辅助检查、治疗等内容,重点对护理措施及健康指导的相关内容做了详细的阐述。本书内容丰富,文字翔实,条理清晰,注重科学性和实用性的统一,并尽可能将国内外护理学的新进展、新技术、新成果提供给读者,是一本不可多得的临床护理实践参考工具书,可供各级医院的护理工作者参考使用。

护理学是一门正在不断发展和壮大的学科,由于理论知识、实践经验和写作时间的限制,书中存在的疏漏甚或谬误之处敬请广大读者见谅并提出宝贵意见,以便再版时进行修正。

《实用护理理论指导与实践》编委会

2021 年 9 月

目　录

第一章

内科常见病护理

第一节 糖 尿 病

糖尿病是由遗传和环境因素共同作用引起的一组以慢性血糖水平增高为特征的代谢异常综合征。由胰岛素分泌或作用缺陷,或两者同时存在而引起碳水化合物、蛋白质、脂肪、水和电解质的代谢紊乱。随着病程延长可出现眼、肾、神经、心脏、血管等全身多系统损害。糖尿病分为 1 型糖尿病、2 型糖尿病、其他特殊类型糖尿病和妊娠糖尿病。

一、病因

不同类型糖尿病的病因及发病机制不同,即使在同一类型中也有差异,总体来说,遗传因素及环境因素共同参与其发病过程。

(一)1 型糖尿病

(1)大多数 1 型糖尿病是自身免疫性疾病,遗传和环境因素共同参与其发病过程。

(2)病毒感染、化学毒物和饮食等环境因素作用于有遗传易感性的个体,激活一系列自身免疫反应,引起胰岛 β 细胞破坏和衰竭,导致胰岛素绝对缺乏。

(二)2 型糖尿病

胰岛素抵抗伴胰岛素分泌相对不足,有明显的遗传基础,发病年龄相对较晚。目前认为 2 型糖尿病的发生、发展分为 4 个阶段。

(1)遗传易感性。

(2)胰岛素抵抗和 β 细胞功能缺陷。

（3）糖耐量减低和空腹血糖调节受损：这两种情况是发生心血管病的危险标志。

（4）临床糖尿病。

二、临床表现

（一）典型症状

多尿、多饮、多食和体重减轻，即"三多一少"。

由血糖升高引起渗透性利尿导致尿量增多，特别是夜尿增多；而多尿导致失水，使患者口渴而多饮。因胰岛素不足，葡萄糖在外周组织利用障碍，脂肪和蛋白质消耗增加，导致患者消瘦、乏力、体重降低。为补充糖分，维持机体活动，患者常易饥多食。

（二）皮肤瘙痒

由于高血糖及末梢神经病变导致皮肤干燥和感觉异常，患者常有皮肤瘙痒。女性患者可因尿糖刺激局部皮肤，出现外阴瘙痒。

（三）其他症状

如四肢酸痛、麻木、腰痛、性欲减退、月经失调、便秘、视物模糊等。

三、辅助检查

（一）尿糖测定

尿糖阳性是诊断糖尿病的重要线索，但不能作为诊断依据。

（二）血糖测定

血糖测定是诊断、监测糖尿病的重要依据，也是评价疗效的主要指标。血糖值反映的是瞬间血糖状态。

（三）糖耐量试验

当空腹血糖高于正常范围但又未达到诊断糖尿病的标准时，应进行糖耐量试验。

（四）糖化血红蛋白

糖化血红蛋白反映患者 8～12 周平均血糖水平，为糖尿病血糖控制的指标。

（五）血浆胰岛素和 C-肽测定

血浆胰岛素和 C-肽测定有助于了解胰岛 β 细胞功能和指导治疗。

（六）其他检查

血脂测定可有甘油三酯和总胆固醇升高。检查血肌酐、尿素氮有无升高，有无蛋白尿,血钾、钠、钙是否正常。

四、并发症

(一)糖尿病急性并发症

1.糖尿病酮症酸中毒

糖尿病酮症酸中毒是内科常见急症之一。糖尿病病情加重时,因胰岛素不足、升糖激素不适当升高,糖、脂肪、蛋白质三大营养物质代谢紊乱,血糖升高,脂肪分解加速,大量脂肪酸在肝脏组织经 β 氧化产生大量乙酰乙酸、β-羟丁酸和丙酮,三者统称为酮体。当酮体超过机体的氧化能力时,血液中酮体升高并从尿液中排出,称为糖尿病酮症(轻度)。乙酰乙酸、β-羟丁酸为较强的有机酸,大量消耗体内碱储备,当代谢紊乱进一步加剧,超过机体酸碱平衡的调节能力时,即发生糖尿病酮症酸中毒(中度)。出现意识障碍时则为糖尿病酮症酸中毒昏迷(重度)。

(1)诱因:1 型糖尿病有自发酮症的倾向。2 型糖尿病患者在下列情况下也可发生酮症:胰岛素治疗突然中断或不适当减量、饮食不当、感染、创伤、手术、妊娠和分娩、脑卒中、心肌梗死、精神刺激等。

(2)临床表现:早期为糖尿病原有症状加重,出现四肢乏力、口干、食欲不佳、恶心、呕吐伴头痛、烦躁、嗜睡等症状,呼吸深快有烂苹果味。随着病情进一步发展,出现严重失水、尿量减少、眼球下陷、脉细速、血压下降、四肢厥冷。晚期各种反射迟钝甚至消失、昏迷。部分患者以糖尿病酮症酸中毒为首发表现,少数患者有腹痛等急腹症表现。

2.高渗高血糖综合征

高渗高血糖综合征是糖尿病急性代谢紊乱的另外一种类型。以严重高血糖、高血浆渗透压、脱水为特点,无明显酮症酸中毒,常有不同程度的意识障碍和昏迷。常见诱因:急性感染、外伤、手术、脑卒中、严重肾疾病、透析治疗、静脉内高营养、水分摄入不足或失水,以及使用糖皮质激素、利尿剂等药物。起病缓慢,常先有多尿、多饮,但多食不明显或反而食欲缺乏;逐渐出现严重脱水和神经精神症状,患者反应迟钝、烦躁或淡漠、嗜睡,逐渐陷入昏迷、抽搐,晚期尿少甚至尿闭,无酸中毒样深大呼吸。与糖尿病酮症酸中毒相比,失水更严重,神经精神症状更突出。

3.感染

疖、痈等皮肤化脓性感染多见,可致败血症或脓毒血症。足癣、甲癣、体癣等皮肤真菌感染也较常见。女性患者常并发真菌性阴道炎、肾盂肾炎和膀胱炎,常反复发作。肺结核发病率高,进展快,易形成空洞。

4.低血糖

一般将血糖≤2.8 mmol/L 作为低血糖的诊断标准,而糖尿病患者血糖值≤3.9 mmol/L就属于低血糖范畴,但因个体差异,有的患者血糖值不低于此值也可出现低血糖症状。临床上低血糖有 2 种类型,即空腹低血糖和餐后(反应性)低血糖。临床表现有头晕、心悸、出汗、手抖、饥饿感、软弱无力等,严重者面色苍白、心率加快、四肢冰冷、思维和语言迟钝、嗜睡,并有躁动、易怒、认知障碍,甚至发生抽搐、昏迷。

(二)糖尿病慢性并发症

1.糖尿病大血管病变

糖尿病患者大、中动脉粥样硬化主要侵及主动脉、冠状动脉、大脑动脉、肾动脉、外周动脉等,引起冠心病、脑卒中、高血压、下肢动脉硬化症等,临床上表现为下肢疼痛、感觉异常、间歇性跛行,严重者血管完全阻塞可引起肢体坏疽。

2.糖尿病微血管病变

糖尿病微血管病变主要表现在视网膜、肾、神经、心肌组织,其中尤以糖尿病视网膜病、糖尿病肾病等最为重要。

(1)糖尿病视网膜病变:为糖尿病微血管病变最常见的表现,常见于糖尿病病史超过 10 年的患者,是成人失明的主要原因。

(2)糖尿病肾病:常见于糖尿病病史超过 10 年的患者,是 1 型糖尿病患者死亡的主要原因。对于 2 型糖尿病患者,其严重性仅次于心脑血管疾病,最终发展为尿毒症。

(3)糖尿病心肌病:可诱发心力衰竭、心律失常、心源性休克、猝死,预后较差。

3.糖尿病神经病变

糖尿病神经病变可累及神经系统的任何部分。

(1)中枢神经系统病变:伴严重糖尿病酮症酸中毒、高渗高血糖综合征、低血糖时出现的神志改变;缺血性脑卒中;脑老化加速、老年性痴呆等。

(2)周围神经病变:最常见。多为对称性、多发性病变,下肢较上肢严重,病情进展较慢,患者常表现为肢端感觉异常,如麻木、针刺感、灼热、踏棉垫感及感觉迟钝等,呈手套或短袜状分布,有时痛觉过敏,随后再出现肢体疼痛(隐痛、刺痛、烧灼样痛),寒冷季节及夜间加重,后期感觉丧失。

(3)自主神经病变:较常见,出现较早,影响胃肠、心血管、泌尿生殖系统等。

表现为胃排空延迟(胃轻瘫)、腹泻、便秘等胃肠功能紊乱;持续性心动过速和直立性低血压等心血管自主神经功能紊乱;泌尿系统出现尿潴留、尿失禁;排汗异常(无汗、少汗或多汗)等。

4.糖尿病足

糖尿病足是指与下肢远端神经异常和不同程度的周围血管病变相关的足部溃疡、感染和(或)深层组织破坏。糖尿病足是糖尿病最严重的慢性并发症之一,是糖尿病患者截肢、致残的主要原因之一。其基本发病因素是神经病变、血管病变和感染等因素共同作用,症状轻者表现为足部畸形、皮肤干燥、发凉等,重者可出现足部溃疡与坏疽。

5.其他

糖尿病还可引起白内障、青光眼。牙周病是最常见的糖尿病口腔并发症。糖尿病患者癌症(如乳腺癌、胰腺癌、膀胱癌等)的患病率升高。此外,抑郁、焦虑及认知功能损害等也较常见。

五、治疗

糖尿病治疗强调早期、长期、积极、理性、个体化原则。糖尿病治疗的5个要点(有"五驾马车"之称):糖尿病教育、医学营养治疗、运动疗法、血糖监测和药物治疗。控制血糖是糖尿病治疗的关键,糖尿病防治策略应为全面治疗心血管危险因素,纠正脂代谢紊乱,控制血压,抗血小板治疗,控制体重和戒烟。

(一)健康教育

健康教育是重要的基础管理措施之一,建立以患者为中心的团队式管理模式,使每位糖尿病患者及家属均接受全面糖尿病教育,充分认识糖尿病,掌握自我管理技能。

(二)医学营养治疗

医学营养治疗是糖尿病长期治疗的基础。饮食治疗可以控制和维持理想体重,从而纠正代谢紊乱,维持血糖血脂接近或达到正常。

(三)运动疗法

运动可增加胰岛素敏感性,有助于控制血糖和体重,改善血脂紊乱,还可减轻紧张情绪,使人心情舒畅。

(四)血糖监测

定期监测血糖,建议患者应用便携式血糖仪进行自我血糖监测。每3~6个月定期复查糖化血红蛋白,了解血糖总体情况,及时调整治疗方案。

(五)药物治疗

药物治疗包括口服药物治疗、胰岛素治疗、GLP-1 受体激动剂和 DPP-Ⅳ 抑制剂治疗。

(六)手术治疗

近年来已将减重手术(代谢手术)推荐为肥胖 2 型糖尿病的可选择的治疗方法之一,但应注意规范手术适应证,权衡利弊,并加强术前、术后的管理。

(七)胰腺和胰岛细胞移植

近年来胰腺和胰岛细胞移植取得了一定进展,但胰腺移植由于其复杂的外分泌处理及严重的并发症而受到限制,尚处在临床试验阶段。

(八)急性并发症治疗

急性并发症治疗主要包括糖尿病酮症酸中毒、高渗高血糖综合征、低血糖等。

(九)慢性并发症防治原则

糖尿病慢性并发症是患者致残、致死的主要原因,强调早期防治。应定期进行筛查,以早期诊断、处理。

(十)糖尿病合并妊娠的治疗

在妊娠过程中糖尿病病情控制良好对确保母婴安全至关重要。饮食治疗原则与非妊娠患者相同。应用胰岛素治疗,禁用口服降血糖药。在整个妊娠期间严密监测孕妇血糖水平和胎儿情况。产后注意对新生儿低血糖症的预防和处理。

六、护理

(一)病情观察

(1)观察患者"三多一少"症状有无加重或减轻。

(2)监测患者血糖变化情况及尿糖情况。

(3)观察是否出现酮症酸中毒等并发症。

(4)观察患者眼部、皮肤及足部是否出现异常等。

(二)一般护理

1.病房环境与卫生

病房清洁,床单位平整、无渣屑,为患者创造良好的病房环境。

2.皮肤护理

(1)加强对皮肤的保护及护理。

(2)建议患者穿纯棉、宽松的衣物。保持皮肤清洁,勤洗澡、勤更换衣物。

(3)做好晨晚间护理,患者洗脸、洗脚水温适宜,不可过烫,以免发生烫伤。

(4)有糖尿病足者注意足部护理,预防感染。

(三)饮食护理

总的原则是确定合理的总热量摄入,合理、均衡地分配各种营养物质,恢复并维持理想体重。

1.确定总热量

根据理想体重,参照原有的生活习惯等,计算每天所需总热量,计算公式为总热量=理想体重×每天每千克理想体重所需热量。理想体重的简易公式为:[理想体重(kg)=身高(cm)-105],成年人休息状态下每天每千克理想体重给予热量25~30 kcal,轻度体力劳动 30~35 kcal,中度体力劳动 35~40 kcal,重度体力劳动 40 kcal 以上。儿童、孕妇、哺乳期妇女、营养不良和消瘦以及伴有消耗性疾病者应酌情增加,肥胖者酌减。

2.营养物质含量及分配

碳水化合物占饮食总热量的 50%~60%,脂肪约占总热量的 30%,蛋白质含量一般不超过总热量的 15%。提倡用粗制米、面和一定量杂粮,忌食用葡萄糖、蔗糖、蜜糖及其制品(各种糖果、甜糕点饼干、冰淇淋、含糖饮料等)。蛋白质成人每天每千克理想体重 0.8~1.2 g,儿童、孕妇、哺乳期妇女、营养不良或伴有消耗性疾病者增至 1.5~2 g,伴有糖尿病肾病而肾功能正常者应限制至 0.8 g,血尿素氮升高者应限制在 0.6 g。蛋白质应至少有 1/3 来自动物蛋白质,以保证必需氨基酸的供给。每天胆固醇摄入量不宜超过 300 mg。每天饮食中纤维素含量不宜少于 40 g,提倡食用绿叶蔬菜、豆类、块根类、粗粮谷物、含糖成分低的水果等。每天摄入食盐应限制在 6 g 以下,高血压患者应更严格。限制饮酒。确定每天饮食总热量和糖类、蛋白质、脂肪的组成后,按每克糖类、蛋白质产热 16.7 kJ(4 kcal),每克脂肪产热 37.7 kJ(9 kcal),将热量换算为食品后制订食谱,并根据生活习惯、病情和配合药物治疗需要进行安排。可按每天三餐分配为

1/5、2/5、2/5 或 1/3、1/3、1/3。

3.注意事项

(1)严格控制甜食摄入,包括各种糖果、食糖、点心、干果等,血糖控制良好者,可在两餐间加增含糖量低的水果,如梨、樱桃、柚、苹果。

(2)限制总热量,在保证总热量不变的情况下,每增加一种食物的摄取应相应减少另一种食物的摄入。当患者因控制饮食而出现饥饿感时,可增加蔬菜、水果等。

(3)为预防低血糖的发生,糖尿病患者要随身携带糖果,出现头晕、乏力、手抖、出汗等症状时可及时进食。

(4)监测体重:每周定期测量体重 1 次,如果体重改变>2 kg,及时汇报给医师查找原因。

(四)休息与运动

(1)选择合适的运动方式及强度:以有氧运动为主。一般分为轻度、中度、强度 3 类。轻度运动如散步、打太极拳等;中度运动如慢跑、快步走等;强度运动如跳绳、球类运动等。步行活动安全,并且容易坚持,为中老年患者运动首选。最佳的运动时间为从第一口饭算起的餐后 1 小时,此时血糖较高,运动时不易发生低血糖。

(2)运动时的注意事项:①运动前做好评估,注意安全。做好运动前的准备活动及运动后的整理活动,不要在运动后即坐、即躺、即餐、即浴。②运动不宜在空腹时进行,以防止低血糖发生。运动中随身携带糖果,出现低血糖症状时及时食用。身体出现不适立即停止活动。③运动时随身携带糖尿病卡,卡上应有患者本人的姓名、年龄、家庭住址、联系方式和病情以备急需。

(五)心理护理

由于糖尿病病程长,并发症多,患者易产生焦虑、烦躁、易怒等情绪。应安慰、关心患者,耐心为患者讲解糖尿病相关知识,增强战胜疾病的信心。

(六)健康指导

1.疾病知识指导

糖尿病是一种需要终身治疗的慢性病,病程长,因此要向患者及家属耐心讲解糖尿病相关知识,充分调动患者及家属的主动性,配合完善治疗。鼓励患者戒烟戒酒、减轻体重、防止肥胖、注意预防感染等。

2.饮食运动指导

指导患者合理饮食,适当运动,告知饮食和运动对糖尿病治疗的重要性。

3.自我监测指导

教会患者正确的自测血糖的方法;教会患者学会自我观察病情;告知患者常见并发症的表现及预防;注射胰岛素者应教会注射方法。

4.定期复查

每2~3个月复查1次糖化血红蛋白,了解近期血糖控制情况。如原来有血脂异常,应每1~2个月复检,防止慢性并发症的发生。

第二节 糖尿病酮症酸中毒

糖尿病酮症酸中毒是由于体内胰岛素活性重度缺乏及升糖激素不适当增高,引起糖、脂肪和蛋白质代谢紊乱,以致水、电解质和酸碱平衡失调,出现以高血糖、酮症、代谢性酸中毒和脱水为主要表现的临床综合征。糖尿病酮症酸中毒是糖尿病的急性并发症,也是内科常见疾病之一。

一、病因

(一)糖尿病病史或家族史

糖尿病酮症酸中毒患者一般都有糖尿病病史或糖尿病家族遗传史。

(二)诱因

(1)急性感染史,包括上呼吸道感染、泌尿系统感染、皮肤及胃肠道感染等。

(2)降糖药物应用不规范,突然减量或终止治疗。

(3)各种应激,如脑血管意外、心肌梗死、外伤等。

(4)饮食失调或胃肠疾病。

(5)妊娠和分娩。

(6)胰岛素耐药性。

(7)伴有拮抗胰岛素的激素分泌过多。

(8)糖尿病未控制或病情加重等。

二、临床表现

(1)"三多一少"症状加重,食欲缺乏,呕吐。

（2）脱水：皮肤黏膜干燥，失去弹性，眼球下陷，严重时脉细速，四肢发冷，血压下降，少尿或无尿。

（3）心动过速或其他类型的心律失常。

（4）呼吸深快，可有酮臭味。

（5）腹痛、腹肌紧张、肠鸣音减少或消失。

（6）意识改变、各种反射消失，甚至昏迷。

三、辅助检查

（一）血糖与尿糖

血糖波动多数在 $16.7 \sim 33.3$ mmol/L。如 >33.3 mmol/L，应考虑同时伴有高血糖高渗状态或有肾功能障碍。尿糖强阳性时，肾糖阈值升高、尿糖较少甚至阴性，可有蛋白尿。

（二）血酮和尿酮

血酮正常 <0.6 mmol/L，>1 mmol/L 为高血酮。当肾功能正常时，尿酮呈强阳性，但当尿中以 β-羟丁酸为主时易漏诊。

（三）酸碱与电解质失调

$CO_2CP<10$ mmol/L 或血 pH ≤ 7.1 为重度酸中毒，CO_2CP $10 \sim 15$ mmol/L 或血 pH 7.2 为中度酸中毒，CO_2CP $15 \sim 20$ mmol/L 或血 pH >7.2 为轻度酸中毒。血钠一般 <135 mmol/L，偶可升高，血氯降低。血钾初期可正常或偏低，少尿而脱水和酸中毒严重期可升高至 5 mmol/L 以上。血镁、血磷亦可降低。

（四）血常规

即使未合并感染，白细胞计数也可达 $(15 \sim 30) \times 10^9$/L，中性粒细胞升高，血红蛋白、血细胞比容升高反应脱水和血液浓缩情况。

四、治疗

（一）一般处理

密切观察病情，严重患者(pH ≤ 7.1 或 $HCO_3^- <10$ mmol/L)及低血压者，立即吸氧、ECG 监护，必要时导尿，应密切观察生命体征，胃扩张及严重呕吐者，应插胃管。

（二）补液

（1）对无心功能不全者，前 2 小时输注生理盐水 $1\,000 \sim 2\,000$ mL，第 3、第

4 小时内各输入生理盐水 300～500 mL,以后每 4～6 小时输入 1 000 mL 或更多,争取 12 小时内输入 4 000 mL 左右。第 1 个 24 小时输入总量达 4 000～5 000 mL,严重失水者可达 6 000～8 000 mL。

(2)休克或低血压者,补液后不升,应考虑输血浆或血浆代用品;老年或有心血管疾病者,最好参考中心静脉压调节输液速度与输液量。

(3)当血钠＞155 mmol/L,又无心功能不全或休克时,可慎重考虑输入0.45% 低渗盐水 1 000～2 000 mL。待血糖降至 13.9 mmol/L 时,改输入 5% 葡萄糖液,并按每 2～4 g 葡萄糖加入 1 U 胰岛素输入。同时减少输液量,防止低血糖反应。

(4)对无明显呕吐、胃肠胀气或上消化道出血者,可同时采取胃肠道补液。

(三)胰岛素治疗

目前均采用小剂量(短效)胰岛素疗法(每小时 0.1 U/kg)。用药途径以持续静脉滴注法最常用,以每小时 0.1 U/kg 静脉滴注维持(可用 50 U 胰岛素加入生理盐水 500 mL,以 1 mL/min 的速度静脉滴注)。对伴有昏迷和(或)休克和(或)严重酸中毒的重症患者,可加用首次负荷量胰岛素 10～20 U 静脉注射。血糖下降速度一般以每小时减低 3.9～6.1 mmol/L 为宜,每 1～2 小时复查血糖。若治疗 2 小时后血糖无明显下降,提示患者对胰岛素敏感性降低,将胰岛素剂量加倍。当血糖降至 13.9 mmol/L,可改为 5% 葡萄糖液 500 mL 加胰岛素 6～12 U 持续静脉滴注。当血糖降至 11.1 mmol/L 时,血 HCO_3^-≥18 mmol/L,血 pH＞7.3,尿酮体转阴后,可以考虑皮下注射胰岛素方案。但应在停静脉滴注胰岛素前1 小时皮下注射 1 次胰岛素,一般注射量为 8 U 以防血糖回跳。

(四)纠正电解质和酸碱平衡失调

1.纠正低血钾

不论患者开始时血钾是否正常或略升高,在使用胰岛素 4 小时后,只要患者有尿排出(≥30 mL/h),便应给予静脉补钾。如治疗前血钾水平已低于正常,开始治疗时即应补钾。若尿量＜30 mL/h,待尿量增加后即开始补钾。血钾＜3 mmol/L,每小时补氯化钾 2～3 g;血钾 3～4 mmol/L,每小时补氯化钾 1.5～2 g;血钾 4～5 mmol/L,每小时补氯化钾 0.5～1 g;血钾＞5.5 mmol/L,暂缓。

2.纠正酸中毒

pH＜7.1,或 HCO_3^-＜5 mmol/L,或 CO_2CP＜4.5 mmol/L 时,给予碳酸氢钠适当纠酸。若 pH＞7.1,HCO_3^-＞10 mmol/L,CO_2CP≥13.5 mmol/L,无明显酸中毒者可不给予补碱或停止补碱。

(五)消除诱因和防治并发症

1.抗感染

感染既可作为诱因,又是本病的常见并发症,应积极进行抗感染治疗。

2.防治并发症

并发症包括休克、心力衰竭、心律失常、肾功能不全、脑水肿等。

五、护理

(一)即刻护理措施

绝对卧床休息,保持呼吸道通畅,防止误吸,必要时建立人工气道。如有低氧血症,给予吸氧 4~6 L/min。建立静脉通路,立即开放两条以上静脉通路补液。遵医嘱及时采取血尿标本送检。

(二)补液治疗护理

补液是本病救治的关键措施,补液途径以静脉为主,辅以胃肠道补液,清醒患者鼓励多饮水,昏迷患者可通过胃管补液,但不宜用于有呕吐、胃肠胀气或上消化道出血者。

(三)胰岛素治疗护理

护理上应正确使用胰岛素,注意胰岛素的剂型、用量,抽吸胰岛素时剂量要准确;经静脉持续滴注胰岛素时,应注意单独建立静脉通路输入胰岛素,以便准确计算胰岛素用量;降血糖速度不宜过快,密切观察血糖变化,每 1~2 小时复查 1 次血糖,根据血糖监测结果按医嘱调节胰岛素用量。

(四)饮食护理

昏迷者暂禁食,待昏迷缓解后改糖尿病半流质或糖尿病饮食。

(五)病情观察

严密观察生命体征、神志、瞳孔,协助做好血糖的测定和记录。

(六)基础护理

昏迷患者应勤翻身,做好口腔护理和会阴护理,防止压疮的发生和继发性的感染。

(七)心理护理

向家属讲解疾病的知识,对要做的治疗及时向家属说明必要性,一定要做好家属及患者的心理辅导及安慰工作,树立战胜疾病的信心。

(八)健康指导

1.疾病预防

指导患者积极治疗原发病,注意避免诱发因素。

2.康复锻炼

保持生活规律,劳逸结合。

3.心理指导

引导患者以积极的心态对待疾病,缓解焦虑、紧张的情绪。

(九)家庭护理

1.复查时间

遵医嘱按时复查,注意携带病历资料和出院小结。

2.饮食指导

出院后应制订低盐、低脂的饮食计划。少食油煎食物、干果、坚果等。

3.休息指导

合理休息,视病情安排适当的活动增强机体抵抗力。

4.运动指导

依据病情制订并执行步行、慢跑、气功等个体化锻炼计划。运动时注意适量,长期坚持,切忌剧烈运动和空腹运动。

5.疾病知识指导

尽量避免到人群密集的公共场所。据气候变化及时增减衣物,避免受凉感冒。

6.用药指导

告知患者必须坚持服药,不能擅自停药、减药、改药及乱服药,正确使用胰岛素。

7.随诊

如出现不适症状,及时携带原有病历资料到门诊随诊。

第三节　甲状腺功能亢进症

甲状腺功能亢进症是指由多种病因导致甲状腺腺体本身产生甲状腺激素(TH)过多而引起神经、循环、消化等系统兴奋性增高和代谢亢进的一组临床综合征,临床特征以甲状腺毒症、弥漫性甲状腺肿、突眼为主。

一、病因

(一)遗传因素

甲状腺功能亢进症有显著的遗传倾向。

(二)免疫因素

甲状腺功能亢进症的体液免疫研究较为深入。

(三)环境因素

环境因素对本病的发生、发展有重要影响,可能是疾病发生和病情恶化的重要诱因。

二、临床表现

(一)甲状腺毒症表现

1.高代谢综合征

患者常有疲乏无力、怕热多汗、多食善饥、消瘦等症状,危象时可有高热。

2.神经系统

精神紧张、多言好动、烦躁易怒、失眠、记忆力减退、注意力不集中、手和眼睑震颤,腱反射亢进。

3.心血管系统

心悸、气短、心动过速、第一心音亢进;心律失常、心脏增大、心力衰竭;收缩压增高、舒张压降低、脉压增大,并可出现周围血管征。

4.消化系统

食欲亢进、多食消瘦。因甲状腺激素可促使胃肠蠕动增快,排便次数增多。重症可有肝大及肝功能异常,偶有黄疸。

5.肌肉与骨骼系统

周期性瘫痪,多见于青年男性,常在剧烈运动、高碳水化合物饮食、注射胰岛素等情况下诱发,伴有低血钾。

6.生殖系统

女性常有月经减少或闭经,男性偶有乳房发育。

7.造血系统

外周血白细胞计数偏低,分类淋巴细胞比例增加,单核细胞增多。可伴发血小板减少性紫癜。

(二)甲状腺肿

多数患者有不同程度的甲状腺肿大,常为弥漫性、对称性肿大,质软、无压痛,久病者质地较韧。甲状腺上下极可触及震颤,闻及血管杂音,为本病重要体征。

(三)眼征

25%~50%患者有眼征,其中突眼为重要而特异的体征之一。按病因可分为单纯性突眼和浸润性突眼。

三、辅助检查

血清中 T_3、T_4 的含量及甲状腺彩超是确诊的重要依据。

四、特殊的临床类型

(1)甲状腺危象是甲状腺毒症急性加重的表现,原因可能与短时间内大量 T_3、T_4 释放入血有关。

(2)甲状腺毒症性心脏病。

(3)淡漠型甲状腺功能亢进症。

(4)妊娠期甲状腺功能亢进症。

(5)T_3 型甲状腺毒症。

(6)Graves 眼病。

五、治疗

治疗方法包括抗甲状腺药物治疗、放射性[131]I治疗、手术治疗 3 种,临床上辅以各种支持疗法,给予患者充足的热量和营养,以补充本病引起的消耗,限制碘的摄入,情绪焦虑、精神兴奋、失眠者可给予地西泮类镇静剂。

(一)抗甲状腺药物治疗

抗甲状腺药物治疗是甲状腺功能亢进症的基础治疗,常用药物为硫脲类和咪唑类。

(二)其他药物治疗

其他药物包括复方碘口服液和 β 受体阻滞剂。

β 受体阻滞剂可阻断甲状腺素对心脏的兴奋作用,常用普萘洛尔、阿替洛尔、美托洛尔等。但伴有支气管哮喘者禁用。

(三)放射性^{131}I治疗

^{131}I被甲状腺摄取后释放β射线,破坏甲状腺组织细胞。

(四)手术治疗

甲状腺次全切除术的治愈率可达95%以上。

(五)甲状腺危象的治疗

避免和去除诱因,预防感染,积极治疗甲状腺功能亢进症是预防甲状腺危象的关键。

(六)润性突眼的防治

高枕卧位,限制食盐摄入,适当使用利尿剂,以减轻球后水肿。

(七)妊娠期甲状腺功能亢进症的防治

妊娠可加重甲状腺功能亢进症,指导患者甲状腺功能亢进症治愈后再妊娠。

(八)甲状腺功能亢进症性心脏病的治疗

甲状腺功能亢进症性心脏病首选放射^{131}I治疗。

六、护理

(一)一般护理

1.环境

保持病室环境安静、阴凉,避免声、光刺激。甲状腺功能亢进症患者因怕热多汗,应安排在通风良好的病室中,并保持室温恒定,经常开窗通风。

2.休息与活动

甲状腺功能亢进症患者因基础代谢率亢进,活动耐力下降,活动时应以不感疲劳为度,适当增加休息时间,维持充足的睡眠,防止病情加重。病情重、有心力衰竭或严重感染者应严格卧床休息。

3.生活护理

协助患者完成日常的生活护理。对大量出汗的患者,加强皮肤护理,应随时更换浸湿的衣服及床单,防止受凉。

4.病情观察

观察患者精神状态和手指震颤情况,注意有无焦虑、烦躁、心悸等甲状腺功能亢进症加重的表现,必要时使用镇静剂。

（二）饮食护理

忌碘饮食，给予高热量、高蛋白、高维生素及矿物质丰富的饮食。主食应足量，增加奶类、蛋类、瘦肉等优质蛋白质，多食新鲜蔬菜和水果。给予充足的水分，每天饮水 2 000～3 000 mL，但对并发心脏疾病的患者应避免大量饮水。禁止摄入刺激性的食物和饮料，如浓茶、咖啡等，以免引起患者精神兴奋。减少食物中粗纤维的摄入，以减少排便次数。

（三）心理护理

耐心细致地解释病情，提高患者对疾病的认知水平，让患者及家属了解其情绪、性格改变是暂时的，可因治疗而得到改善。鼓励患者表达内心感受，理解和同情患者，建立互信关系。尽可能有计划地集中进行治疗和护理，以免过多打扰患者。鼓励患者参加团体活动。

（四）用药护理

有效治疗可使病情稳定，护士应指导患者正确用药，不可自行减量或停药，并密切观察药物的不良反应，及时处理。抗甲状腺药物的常见不良反应有以下几种。

（1）粒细胞减少，严重者可致粒细胞缺乏症，因此必须复查血象。

（2）药疹较常见，可用抗组胺药物控制，不必停药；如严重皮疹则应立即停药，以免发生剥脱性皮炎。

（3）若发生中毒性肝炎、肝坏死、精神病、胆汁淤滞综合征、狼疮样综合征、味觉丧失等，应立即停药治疗。

（五）对症护理

1.眼部护理

采取保护措施，预防眼睛受到刺激和伤害。外出戴深色眼镜，减少光线、灰尘和异物的侵害。经常以眼药水湿润眼睛，睡前涂抗生素眼膏，眼睑不能闭合者用无菌纱布或眼罩覆盖双眼。指导患者勿用手直接揉眼睑。睡觉或休息时，抬高头部，限制钠盐摄入，遵医嘱适量使用利尿剂，以减轻水肿。定期行眼科检查以防角膜溃疡。

2.甲状腺危象护理

指导患者自我心理调整，避免感染、创伤、过度疲劳及精神刺激等诱因。观察神志、体温、脉搏、呼吸及血压的变化。若原有甲状腺功能亢进症症状加重，并出现发热（体温＞39 ℃）、严重乏力、烦躁、多汗、心悸、心率达 140 次/分以上、食欲缺乏、恶心、呕吐、腹泻、脱水等时,发现后应警惕甲状腺功能亢进症危象的发生,发现后立即报告医师并协助抢救。

(六)健康指导

1.疾病知识指导

指导患者有关甲状腺功能亢进症的疾病知识和眼睛的保护方法,学会自我护理。指导患者加强自我保护,衣领易宽松,避免压迫甲状腺,严禁用手挤压甲状腺以免加重病情。对有生育需求的女性患者,应告知其妊娠可加重甲状腺功能亢进症,宜治愈后再妊娠。鼓励患者保持身心愉快,避免精神刺激或过度劳累,建立和谐的人际关系和良好的社会支持系统。

2.用药指导

指导患者坚持遵医嘱按剂量、按疗程服药,不可随意减量和停药。服药开始的3个月,每周查1次血象,每隔1~2个月测定甲状腺功能。每天清晨卧床时自测脉搏,定期测体重,脉搏减慢、体重增加是治疗有效的标志。若出现高热、恶心、呕吐、不明原因腹泻、突眼加重等时,应警惕甲状腺危象的发生,应及时就诊。对妊娠期甲状腺功能亢进症的患者,慎用普萘洛尔。产后如需继续服药,则不宜哺乳。

3.生活指导

指导患者合理安排工作和学习,注意休息,避免过度紧张和劳累,戒烟戒酒,禁饮刺激性饮料,禁食含碘丰富的食物。鼓励亲友与患者建立良好的家庭、社会关系,增强自信心。

4.复诊指导

指导患者出院后定期门诊复诊,以了解甲状腺功能,教会患者识别甲状腺功能亢进症危象,当出现心悸、手足震颤、抽搐时及时就诊。

第四节 甲状腺功能减退症

甲状腺功能减退症是由各种原因导致的低甲状腺激素血症或甲状腺激素抵抗而引起的全身性低代谢综合征,其病理特征是黏多糖在组织和皮肤堆积,表现为黏液性水肿。

一、病因

(一)成人原发性甲状腺功能减退症

成人原发性甲状腺功能减退症是由甲状腺本身疾病引起,如自身免疫损伤、甲状腺破坏、碘缺乏或碘过量、抗甲状腺药物等。

(二)中枢性(继发性)甲状腺功能减退症

中枢性(继发性)甲状腺功能减退症是由垂体或下丘脑疾病导致,如肿瘤、手术、放疗或产后垂体缺血性坏死等。

二、临床表现

(一)一般状态

表情淡漠,颜面、眼睑水肿,口唇宽厚、舌大,声音嘶哑,言语、动作缓慢,面色苍白,皮肤干燥发凉,毛发稀疏,眉毛外 1/3 脱落,全身皮肤呈非凹陷性水肿、蜡黄色,畏寒、乏力、手足肿胀感、体重增加等。

(二)心血管系统

心肌黏液性水肿导致心肌收缩力减弱、心动过缓、心排血量下降。血胆固醇增高而易并发冠心病。

(三)消化系统

患者有畏食、腹胀、便秘等,严重者可出现麻痹性肠梗阻或黏液水肿性巨结肠。

(四)神经系统

患者有表情呆滞、反应迟钝、记忆力减退、智力低下,出现嗜睡、头晕、头痛、耳鸣、眼球震颤、共济失调、腱反射迟钝。

(五)血液系统

患者常伴发贫血症状。

(六)内分泌生殖系统

女性患者表现为月经过多或闭经、溢乳等,男性患者可出现勃起功能障碍。

(七)肌肉与关节

肌肉乏力,肌肉萎缩,偶见重症肌无力。部分患者可有关节病变。

(八)黏液性水肿昏迷

黏液性水肿昏迷见于病情严重者,常在冬季寒冷时发病。临床表现为嗜睡、低体温($<35\ ℃$)、呼吸减慢、心动过缓、血压下降,四肢肌肉松弛、反射减弱或消失,严重者可出现昏迷、休克、心肾功能不全而危及患者生命。

三、辅助检查

血液检查主要指标包括:血清促甲状腺激素(TSH)、总甲状腺素(TT_4)和游离甲状腺素(FT_4)。

(1)一般来说,血清 TSH 增高,FT_4、TT_4 减低,考虑为原发性临床甲状腺功能减退症。

(2)血清 TSH 增高,FT_4、TT_4 正常,考虑为原发性亚临床甲状腺功能减退症。

(3)血清 TSH 减低或正常,FT_4、TT_4 减低,考虑为中枢性甲状腺功能减退症。

四、治疗

(一)替代治疗

各种类型的甲状腺功能减退症均需用 TH 替代,永久性甲状腺功能减退症者需终身服用。首选左甲状腺素(L-T_4)口服。治疗的目标是用最小剂量纠正甲状腺功能减退症而不产生明显不良反应,使血清 TSH 值恒定在正常范围内。

(二)对症治疗

积极治疗原发病的同时改善患者的贫血症状,应补充铁剂、维生素 B_{12}、叶酸等。胃酸低者补充稀盐酸。

(三)亚临床甲状腺功能减退症的处理

亚临床甲状腺功能减退症的处理近年来受到关注。由亚临床甲状腺功能减退症引起的血脂异常可以促进动脉粥样硬化的发生和发展。

(四)黏液性水肿昏迷的治疗

黏液性水肿昏迷患者补充甲状腺激素,首选 L-T_3 静脉注射,每 4 小时 10 μg,直至患者症状改善,清醒后改口服维持治疗。保温,给氧,保持呼吸道通畅。氢化可的松 200~300 mg/d 持续静脉滴注,待患者清醒后逐渐减量。根据需要补液,但补液量不宜过多。控制感染,治疗原发病。

五、护理

(一)一般护理

1.环境

居住环境应安静舒适,室温为 22～23 ℃,湿度为 55%～70%,室内应温暖、干燥、通风、阳光充足,避免寒冷、潮湿。

2.休息与活动

合理安排休息与活动,病情轻者鼓励适当活动,以无不适或疲劳为度,并逐渐增加活动量,病情重者应卧床休息。

3.生活护理

指导患者加强保暖,以适当方法使体温缓慢升高,如添加衣物、包裹毛毯、睡眠时加盖棉被或用热水袋保暖等。冬天外出时戴手套、穿棉鞋,以免四肢暴露在冷空气中。长期卧床患者应勤翻身,按摩受压部位,防止压疮,指导患者定时排便,预防便秘。

4.病情观察

观察神志、生命体征的变化及全身黏液性水肿情况,每天记录患者体重。患者若出现体温低于 35 ℃、呼吸浅慢、心动过缓、血压降低、嗜睡等表现,或出现口唇发绀、呼吸深长、喉头水肿等症状,立即通知医师处理。

(二)心理护理

关心、体贴患者,耐心倾听其内心感受,解除其思想顾虑,鼓励亲友多与患者交流,保持社会联系,增强战胜疾病的信心。

(三)饮食护理

给予高蛋白、高维生素、低钠、低脂饮食,少量多餐,并细嚼慢咽。进食粗纤维食物,促进肠蠕动。每天摄入足够水分,2 000～3 000 mL,以保证大便通畅。

(四)用药护理

临床上首选 L-T_4,需根据 TSH 水平确定最佳替代治疗量。指导患者尤其是老年人服药应从小剂量逐渐开始,并观察疗效。向患者介绍服药注意事项,用药过程中若出现心悸、烦躁、多汗、兴奋、脉搏＞100 次/分、多食、腹泻等甲状腺功能亢进症表现时,应考虑药物过量,及时报告医师调整剂量。

(五)对症护理

1.便秘的护理

指导患者每天定时排便,养成规律排便的习惯,并为卧床患者创造良好的排便环境。教会患者腹部按摩,促进肠蠕动,鼓励患者每天进行适度的运动,如散步、慢跑等,增加食物中粗纤维的摄入,刺激肠蠕动,必要时给予缓泻剂。

2.黏液性水肿昏迷的护理

(1)建立静脉通道,按医嘱给药。

(2)保持呼吸道通畅,吸氧,必要时气管插管或气管切开。

(3)监测生命体征和动脉血气分析的变化,记录 24 小时出入量。

(4)注意保暖,避免局部热敷,以免烫伤和加重循环不良。

(5)昏迷患者注意变换体位,定时翻身,按摩受压部位,防止压疮。

(六)健康指导

1.疾病知识指导

向患者介绍甲状腺功能减退症相关知识、发病原因及注意事项,教会患者自我观察病情。告知患者黏液性水肿昏迷发生的原因、临床表现,避免寒冷、感染、手术、使用麻醉镇静剂等诱发因素,若出现低血压、体温低于 35 ℃、心动过缓等症状应及时就诊。

2.用药指导

对需终身替代治疗者,向其解释终身坚持服药的重要性和必要性。不可随意停药或变更剂量。指导患者自我监测甲状腺素服用过量的症状,如出现多食消瘦、脉搏>100 次/分、心律失常、体重减轻、发热、大汗、情绪激动等情况时,及时报告医师进行处理。慎用催眠、镇静、镇痛、麻醉等药物。

3.生活指导

教会患者避免寒冷、感染、精神刺激等诱因,指导患者合理饮食,调整饮食结构。注意个人卫生,冬季注意保暖,减少外出,以防感染和创伤。根据病情合理安排休息和活动,保证充足的睡眠。鼓励亲友多与患者沟通交流,减少孤独感。

4.复诊指导

指导长期替代治疗患者至少 6 个月检测 1 次甲状腺功能及各脏器功能。

第五节 库欣综合征

库欣综合征(Cushing综合征)又称皮质醇增多症,是指由多种病因使肾上腺皮质分泌过量糖皮质激素(主要是皮质醇)所致的一系列疾病,其中以垂体促肾上腺皮质激素(adrenocorticotropic hormone,ACTH)分泌亢进所引起者最为多见,称为库欣病。主要临床表现有满月脸、多血质外观、向心性肥胖、皮肤紫纹、痤疮、高血糖、高血压、低血钾和骨质疏松等。

一、病因

(一)ACTH依赖性库欣(Cushing)综合征

1.库欣病

库欣病最常见,约占70%,指垂体ACTH分泌过多,伴肾上腺皮质增生。

2.异位ACTH综合征

异位ACTH综合征是由垂体以外的恶性肿瘤分泌大量ACTH所致。最常见的是肺癌,其次是胸腺癌、胰腺癌和甲状腺髓样癌等。

(二)ACTH非依赖性库欣综合征

(1)肾上腺皮质腺瘤。

(2)肾上腺皮质癌。

(3)不依赖ACTH的双侧性肾上腺小结节性增生。

(4)不依赖ACTH的双侧性肾上腺大结节性增生。

(三)医源性皮质醇增多症

医源性皮质醇增多症是由长期或大量使用ACTH或糖皮质激素所致。

二、临床表现

(1)脂肪代谢障碍:高皮质醇水平引起脂肪代谢障碍、脂肪重新分布。特征性表现:满月脸、水牛背、腹大隆起似球形、四肢相对瘦小。

(2)皮肤表现:皮肤菲薄,毛细血管脆性增加,轻微损伤即可引起瘀斑;患者下腹两侧、大腿外侧等处可出现典型的皮肤紫纹;皮肤色素沉着。

(3)代谢障碍:肝糖原异生,胰岛素抵抗,血糖升高,出现类固醇性糖尿病。部分患者因水、钠潴留伴有轻度水肿。大量皮质醇有潴钠排钾作用而出现低血钾。

(4)心血管病变:高血压常见,并伴肾小动脉硬化。

(5)对感染抵抗力减弱:肺内感染多见,化脓性细菌感染不容易局限化,可发展成蜂窝织炎、菌血症、败血症。

(6)性功能异常。

(7)神经系统情绪不稳定、烦躁、焦虑、失眠、记忆力减退等。

三、辅助检查

(一)血皮质醇测定

正常人血皮质醇呈脉冲式分泌,随昼夜节律变化,并且在稍有刺激时即可大幅度上升,因而单次血皮质醇测定的意义不大。应在 0 点、8 点及 16 点进行测量。

(二)24 小时尿 17-羟皮质类固醇测定

这是测定皮质醇在尿中的代谢产物,能代表皮质醇的分泌水平。

(三)24 小时尿游离皮质醇测定

血中皮质醇 90% 以上与蛋白质结合,10% 为游离型。尿中排出的皮质醇都是游离型,反映的是血中有生物活性的游离皮质醇的水平,并且不受昼夜节律和脉冲式分泌的影响,对库欣综合征的初步诊断有重要价值。

(四)小剂量地塞米松抑制试验

小剂量地塞米松抑制试验是库欣综合征确诊的最重要试验。经典的和过夜的小剂量地塞米松抑制试验的符合率都在 90% 左右。

(五)胰岛素低血糖试验

本试验是用静脉注射一个剂量(正常人 0.15 U/kg)胰岛素造成轻微的低血糖(<2.22 mmol/L)作为应激,使下丘脑-垂体-肾上腺系统受到兴奋,最终使皮质醇的分泌增加。库欣综合征患者不管病因如何,其下丘脑-垂体-肾上腺轴都是有缺陷的,其结果是出现低血糖后皮质醇分泌不增加。这一试验主要用于不易确诊的患者。

(六)CT 检查

肾上腺目前条件下应以 CT 为首选,分辨率高。肾上腺是否存在肿瘤,是否存在大结节样增生,很容易明确。

(七)MRI 检查

垂体 ACTH 瘤以微腺瘤占多数(约 90%),MRI 的发现率为 60%～70%,动态加强 MRI 分辨率更高,而 CT 则更低。

(八)胸部影像检查

由于异位 ACTH 分泌瘤在胸腔和纵隔占有很大的比例,胸部影像检查很重要。胸部 X 线检查应列入常规。可疑病例应做 CT 检查。对于高度怀疑异位 ACTH 综合征而胸部未有发现者,应多方寻找,包括腹部、颈部和盆腔等,力求找到原发病灶。

四、治疗

(一)库欣病

库欣病治疗有手术、放疗、药物 3 种方法。经蝶窦显微手术切除垂体微腺瘤为近年来治疗本病的首选方法。

(二)肾上腺肿瘤

肾上腺肿瘤明确部位后手术可根治。

(三)不依赖 ACTH 小结节性或大结节性双侧肾上腺增生

此病行双侧肾上腺切除,术后激素替代治疗。

(四)异位 ACTH 综合征

异位 ACTH 综合征要积极治疗原发肿瘤。

(五)医源性皮质醇增多症

医源性皮质醇增多症一般在停药后 1 年左右可恢复正常。

五、护理

(一)一般护理

提供安全舒适的环境,保证充足的睡眠,变换体位时应轻柔,防止骨折。重者卧床休息,轻者鼓励患者多参加体育锻炼。逐步提高活动耐力,避免过劳等。

(二)饮食护理

进食低钠、高钾、高蛋白、低碳水化合物、低脂肪的食物,预防和控制水肿。鼓励患者食用含钾高的食物,避免刺激性食物。鼓励患者摄取富含钙及维生素的食物以预防骨质疏松。若出现糖尿病时严格按照糖尿病饮食进食。

(三)病情观察

评估患者水肿情况,每天测量体重的变化,记录 24 小时液体出入量,监测电解质浓度和心电图变化。观察患者有无关节痛或腰背痛等情况。密切观察体温变化,注意有无感染征象。观察患者有无血糖升高表现。注意患者有无情绪认知改变。

(四)心理护理

多与患者沟通,交谈时要有耐心、语言温和,建立良好的信任关系。详细讲解疾病知识,消除紧张心理,树立战胜疾病的信心。向患者讲解体态变化的原因,指导患者适当进行修饰,增加美感,建立自信。鼓励家属参与疾病的护理。对有明显精神症状者,避免刺激患者,减少情绪波动。

(五)健康指导

(1)疾病知识宣教:告知患者有关疾病的基本知识和治疗方法,让患者了解本病的主要治疗方法是手术,使其做好心理准备。

(2)指导患者遵医嘱正确用药并掌握药物疗效和不良反应的观察,了解激素替代治疗的注意事项。

(3)告知患者防止摔伤、避免感染的重要性,并使其掌握预防措施。

(4)鼓励患者学会自我护理措施,恰当修饰,增加心理舒适感。鼓励适当从事力所能及的活动,以增强患者的自信心和自尊感。

(5)定期门诊复查,避免加重病情的因素,如有病情变化及时就诊。

第六节　系统性红斑狼疮

系统性红斑狼疮(systemic lupus erythematosus,SLE)是一种具有多系统损害表现的慢性自身免疫病。

一、病因

系统性红斑狼疮病因至今尚未明确,目前认为并非由单一因素引起,既与遗传、性激素等内在因素,也与环境因素和药物等外因有关。

（一）遗传因素

1.流行病学及家系调查

有资料表明 SLE 患者第一代亲属中患 SLE 者 8 倍于无 SLE 患者家庭，单卵双胞胎 SLE 者 5～10 倍于异卵双胞胎。

2.易感基因

研究证明 SLE 的发病是多基因相互作用的结果。

（二）雌激素

女性患者明显高于男性，在更年期前阶段女男之比为 9∶1，而儿童及老人为 3∶1。育龄女性的患病率与同龄男性之比为 9∶1，睾丸发育不全的男性常发生 SLE，SLE 患者不论男女均有雌酮羟基化产物增高。妊娠可诱发本病或加重病情，妊娠后期和产后哺乳期出现病情加重与体内的雌激素和泌乳素水平升高有关。另外，妊娠、服用孕激素类避孕药常使 SLE 病情恶化，均提示雌激素可能参与了此疾病的发生。

（三）环境因素

（1）阳光：紫外线不但可使 SLE 皮疹加重，而且可以引起疾病反复或恶化，称为光过敏现象。原因是紫外线可使皮肤上皮细胞的某些分子如 DNA 变性，免疫原性增高而成为自身抗原，进而诱导机体产生自身抗体。

（2）某些含有芳香族胺基团或联苯胺基团的药物（如普鲁卡因胺、肼屈嗪等）可以诱发药物性狼疮。而一些化学试剂、微生物病原体（流感病毒、麻疹病毒）等也可诱发疾病。

二、临床表现

SLE 表现复杂多样，其起病可分为爆发性、急性或隐匿性。早期可侵犯 1～2 个器官，以后可侵犯多个器官，表现不典型，容易误诊，多数患者呈缓解与发作交替病程。关节炎和关节痛是首发症状中发生率最高的，其次为皮疹，此外发热、疲乏、肾炎、浆膜炎、血小板及白细胞计数减少、溶血性贫血及神经系统损害等亦可能是本病的首发症状。

（一）全身表现

活动期患者大多数有全身症状。约 90% 的患者在病程中出现各种热型的发热，尤其以低度和中度发热为常见，也是 SLE 首发症状之一。同时伴有疲倦、乏力、体重下降，约 60% 的患者可有体重下降。发热应除外感染因素，尤其是在免疫抑制剂治疗中出现的发热。疲乏是 SLE 常见但容易被忽视的症状,常是狼疮活动的先兆。

(二)皮肤与黏膜

80% 的患者在病程中出现皮疹,其中包括特异性和非特异性皮疹。特异性皮疹有颊部呈蝶形分布的红斑、亚急性皮肤性红斑、盘状红斑、狼疮性脂膜炎等。其中以颊部蝶形红斑最具特征性;非特异性皮疹有脱发、大疱性皮损、血管炎、网状青斑、雷诺现象、光过敏、口腔溃疡和甲周红斑等。SLE 的各种皮疹多无明显瘙痒,若出现明显瘙痒常提示局部过敏,免疫抑制剂治疗后出现的瘙痒性皮疹要注意真菌感染。

(三)浆膜炎

半数以上患者在急性发作期出现多发性浆膜炎,包括双侧中心小量胸腔积液,中小量心包积液。

(四)肌肉关节

关节痛是最常见的症状,常是其首发症状及就诊的主要原因之一。全身关节均可累及但以近端指间、腕、膝关节常见。多表现为对称性多关节疼痛、肿胀。虽然很少出现关节畸形,但 10% 的患者因关节周围肌腱受损而出现 Jaccoud 关节病,其特点为可复性的非侵蚀性关节半脱位,关节 X 线多无关节骨破坏。激素治疗中的 SLE 患者出现髋关节区域或关节隐痛不适,需注意缺血性股骨头坏死可能。

(五)肾脏

肾脏是 SLE 最常受累的脏器,肾小球、肾小管、肾间质及肾血管均可累及。27.9%～70% 的 SLE 病程中会出现临床肾脏受累。中国 SLE 患者以肾脏受累为首发表现的仅为 25%,几乎所有 SLE 患者肾活检都有肾脏受累,其中 45%～85% 有肾损害的临床表现,以慢性肾炎和肾病综合征较常见。有肾脏受累的患者预后不良,慢性肾衰竭是 SLE 死亡的常见原因。

(六)心血管

1.心包炎

心包积液最常见,可为纤维蛋白性心包炎或渗出性心包炎,心包压塞少见。

2.心内膜炎

疣状心内膜炎是 SLE 的典型表现,其瓣膜赘生物常见于二尖瓣后叶的心室侧,不引起心脏杂音性质的改变。多无临床症状或体征,疣状赘生物可脱落引起多脏器栓塞,或并发感染性心内膜炎,严重者可导致患者死亡。

3.心肌炎

约 10%的患者有心肌损害,表现为气促、心前区不适、心律失常、严重可发生心力衰竭导致死亡。

4.冠状动脉受累

20%～30%SLE 患者可有心肌缺血的表现,心绞痛和心电图 ST-T 改变,甚至出现急性心肌梗死。长期使用糖皮质激素加速了动脉粥样硬化,而抗磷脂抗体导致冠状动脉血栓形成。

(七)肺部

SLE 经常累及肺部,包括胸膜、肺间质、肺血管、气道和肺实质。在整个病程中肺和胸膜受累可达 50%～93%,可以是 SLE 首发症状,且与肺部感染容易混淆。

1.胸膜炎

胸膜炎是 SLE 最常见的肺部表现,约 35%的患者有胸腔积液,多为中小量、双侧性。除由浆膜炎所致外,部分是低蛋白血症引起的漏出液。

2.狼疮肺炎

狼疮肺炎可见于 1%～4%的 SLE 患者。多急性起病,表现为发热、胸痛、干咳、呼吸困难和发绀。血气分析显示低氧血症,肺部 X 线可见片状浸润阴影,多见于双下肺,有时与肺部继发感染很难鉴别。

3.肺间质性病变

肺间质性病变主要是急性期和亚急性期的磨玻璃样改变和慢性期的肺纤维化,表现为活动后气促、干咳、低氧血症,肺功能检查常显示弥散功能下降。

4.弥漫性肺泡出血

弥漫性肺泡出血约见于 2%的患者,病死率高达 50%以上。临床主要表现为咳嗽、咯血、低氮血症、呼吸困难,胸片显示弥漫肺浸润,血红蛋白下降及血细胞比容减低常是较特征性表现。

(八)神经系统

神经精神狼疮(neuropsychiatric lupus,NP-SLE)又称为狼疮脑病,多发生在疾病活动期,可累及中枢和(或)周围神经。轻者仅有偏头痛、性格改变、记忆力减退或轻度认知障碍;重者可表现为脑血管意外、不同程度的意识障碍、癫痫持续状态及颅内高压等。少数患者可出现脊髓损伤,主要表现为截瘫、大小便失禁等,经治疗往往仍有后遗症。NP-SLE 的出现提示疾病处于活动期,严重且预后不佳。

(九)消化系统

可表现为食欲缺乏、腹痛、呕吐、腹泻或腹水等,其中部分患者以上述症状为首发。约 40% 患者血清转氨酶升高,一般不出现黄疸。少数可并发急腹症,如胰腺炎、肠坏死、肠梗阻,这些往往与 SLE 活动性相关。

(十)血液系统

SLE 可以累及血液中任何一种细胞成分。

1.贫血

贫血见于 50%~80% 的患者,分为免疫性贫血和非免疫性贫血两类。其中慢性病性贫血、肾脏病性贫血较常见,多为正细胞正色素性,网织红细胞较低。溶血性贫血见于 10% 的患者。

2.白细胞减少

白细胞减少发生率高达 50%,白细胞低于 $2 \times 10^9/L$ 者不多见,以淋巴细胞绝对值减少较常见。

3.血小板减少

血小板减少与血清中存在抗血小板抗体、抗磷脂抗体以及骨髓巨核细胞成熟障碍有关,中度血小板减少常见。

4.淋巴结肿大

约 20% 患者有无痛性轻度或中度淋巴结肿大,淋巴结病理往往表现为淋巴组织反应性增生,少数为坏死性淋巴结炎。约 15% 患者有脾大。

(十一)抗磷脂抗体综合征

可出现在 SLE 的活动期,其临床表现为动脉和(或)静脉血栓形成,胎盘功能不全导致反复流产,血小板减少,患者血清不止一次出现抗磷脂抗体。

(十二)干燥综合征

约 30% 的 SLE 有继发性干燥综合征并存,有唾液腺和泪腺功能不全。常有血清抗 SSA、SSB 抗体阳性。

(十三)眼底变化

患者眼底变化,如出血、视盘水肿、视网膜渗出物等。其原因是视网膜血管炎。血管炎可累及视神经,两者均影响视力,重者可数天内致盲,早期治疗,多数可逆转。

(十四)面颊部蝶形红斑

(1)早期患者出现脱发、口腔溃疡、双手指遇冷变色,周身皮肤光过敏。

(2)关节疼痛、肿胀,很少出现关节畸形,关节周围肌腱受损而出现 Jaccoud 关节病。

三、辅助检查

(1)一般检查:包括血尿常规、肝肾功能检查。

(2)抗核抗体、抗 Sm 抗体和抗 dsDNA 以及其他自身抗体检查;血清补体含量(总补体、C3、C4)检查。

(3)肾脏活体组织检查:对评估预后有一定意义。

四、治疗

目前仍无根治疗法。由于 SLE 是一种高度异质性的疾病,治疗关键是早期发现、早期治疗,根据疾病的活动性及严重程度指导个体化的治疗方案。治疗过程中要定期复查、检测药物的毒副作用,及时调整治疗方案,坚持长期规范治疗。同时要重视伴发病如高血压、骨质疏松、糖尿病、动脉粥样硬化等的治疗,从而保护患者重要脏器功能、延长患者寿命、改善生活质量。

(一)一般治疗

正确认识疾病,保持乐观情绪,消除恐惧心理;活动期要注意休息,保证充足的睡眠,避免过度强光和紫外线照射;生育年龄的女性患者要选择合适的方式避孕;避免使用诱发或加重病情的药物;预防并积极治疗感染;活动期不做预防接种,尽可能不用活疫苗;遵循医嘱配合治疗,学会自我认识疾病活动的征象,坚持定期随访。

(二)药物治疗

(1)糖皮质激素是目前治疗 SLE 的主要药物,它可以显著抑制炎症反应,抑制抗原抗体反应的作用。糖皮质激素制剂众多,疗效无明显差别,一般选用中效激素,如泼尼松、泼尼松龙。病情轻者,常先用泼尼松,晨起顿服,病情明显好转后 2 周或疗程 6 周内缓慢减量。对于危重型 SLE,如狼疮性肾炎的急进性肾炎肾衰竭、NP-SLE 的癫痫发作或明显精神症状、严重溶血性贫血等,可采用激素冲击治疗,即用甲泼尼龙 500～1 000 mg 冲击治疗,连续 3～5 天为 1 个疗程,然后根据病情逐渐减量,如需要可于1~2周后重复使用。

(2)免疫抑制剂:为更好地控制病情、保护脏器功能、减少复发、减少激素用量,大多数患者尤其活动程度较严重的 SLE,在应用激素的同时加用免疫抑制剂。临床常用的免疫抑制剂有环磷酰胺、环孢素、甲氨蝶呤、他克莫司、硫唑嘌呤、来氟米特、羟氯喹、雷公藤总苷,这类药物在应用过程中可能出现胃肠道反应、骨髓抑制、肝肾损害、性腺抑制、诱发肿瘤等不良反应,应注意监测。

(3)非甾体抗炎药主要用于有发热、关节肌肉疼痛、关节炎、浆膜炎等无明显内脏病变的患者。应注意消化系统溃疡、出血、肾肝功能等方面的不良反应。

(4)抗疟药:可控制皮疹和减轻光敏感,常用硫酸羟氯喹。有心脏病史者,特别是心动过缓或有传导阻滞者禁用抗疟药。

(5)可短期局部应用激素治疗皮疹,但脸部应避免使用强效激素类外用药,一旦使用,不应超过1周。

(6)小剂量激素(泼尼松每天≤10 mg)可减轻症状。

(7)必要时可用硫唑嘌呤、甲氨蝶呤或环磷酰胺等免疫抑制剂。应注意轻型 SLE 可因过敏、感染、妊娠生育、环境变化等因素而加重病情,甚至进入狼疮危象。

(三)其他治疗

病情危重或治疗困难病例,可根据临床情况选择静脉注射大剂量免疫球蛋白、血浆置换、造血干细胞移植等。近些年生物制剂逐渐应用于 SLE 的治疗。轻型 SLE 的药物治疗患者虽有疾病活动,但症状轻微,仅表现为光过敏、皮疹、关节炎或轻度浆膜炎,而无明显内脏受损。

五、护理

(一)休息与活动

保持室内空气新鲜,预防感冒。活动期嘱患者卧床休息,缓解期可适当活动,病情完全稳定后,可正常工作和学习,但避免劳累和诱发因素。

(二)饮食护理

合理膳食,选择高热量、高蛋白、高维生素饮食。少食多餐,宜软食。不食有增强光敏感、诱发或加重病情的食物,如芹菜、无花果、蘑菇、烟熏食物及大蒜、葱、姜等辛辣刺激性食物。有明显水肿、高血压或少尿的患者,应严格限制水、钠的摄入。如水肿主要由低蛋白血症引起,在无氮质潴留时,可给予正常量的优质蛋白饮食;对于有氮质血症的水肿患者,应同时限制食物中蛋白质的摄入。对于慢性肾衰竭的患者,可根据肾小球滤过率来调节蛋白质的摄入量。低蛋白饮食的患者需注意提供足够的热量,以免引起负氮平衡,同时注意补充各种维生素。

(三)药物治疗

1.非甾体抗炎药

非甾体抗炎药为常用的抗风湿药物,包括塞来昔布、布洛芬、双氯芬酸钠等。本类药物具有抗炎、解热、镇痛作用,能迅速减轻由炎症引起的症状。最主要的不良反应为胃肠道反应,应饭后服药或遵医嘱同时服用胃黏膜保护剂、H_2受体拮抗剂或米索前列醇等减轻损害。长期使用非甾体抗炎药还可出现肝肾毒性、皮疹等,故用药期间应监测肝肾功能,严密观察有无不良反应。

2.糖皮质激素

糖皮质激素有较强的抗炎、抗过敏和免疫抑制作用,能迅速缓解症状,但长期大量应用糖皮质激素可引起继发感染、无菌性骨坏死、血压升高、血糖升高、电解质紊乱、骨质疏松、向心性肥胖、加重或引起消化性溃疡,也可诱发精神失常。因此,在服药期间应给予低盐、高蛋白、高钾、高钙饮食,补充钙剂和维生素 D,定期测量血压,监测血糖、尿糖的变化,做好皮肤和口腔黏膜的护理。强调按医嘱服药的必要性,不能自行停药或减量过快,以免引起"反跳"。

3.免疫抑制剂

此类药物通过不同途径产生免疫抑制作用,主要的不良反应有白细胞计数减少,也可引起胃肠道反应、黏膜溃疡、皮疹、肝肾功能损害、脱发、出血性膀胱炎、畸胎等。鼓励患者多饮水,观察尿液颜色,及早发现出血性膀胱炎。脱发者,做好患者心理护理,为不影响美观,建议患者戴假发,以增强自尊。

4.抗疟药

抗疟药对于控制皮疹、光过敏及关节炎症状有一定效果,可以减轻激素的不良反应,是治疗盘状红斑狼疮和系统性红斑狼疮的主要用药。氯喹衍生物排泄缓慢,长期使用可以在体内蓄积,引起视网膜退行性病变及黄斑变性,引起视觉异常和失明。故在服药前及用药后定期检查眼底,发现病变及时停药,视力可以恢复。此外,该药物还可导致皮肤色素沉着、皮疹、毛发变白、白细胞和血小板减少等不良反应,但是发生率较低。该药物的总体安全性高,可用于妊娠期妇女,对孕妇和胎儿无明显影响。

5.生物制剂

生物制剂的出现是风湿病治疗的里程碑。如在系统性红斑狼疮的治疗中,越来越多的生物制剂进入临床试验及应用,包括针对 B 细胞的生物制剂如抗 CD20 单抗及 B 淋巴细胞刺激因子等,现有的临床试验及临床应用的数据都表明,它们在疾病缓解方面发挥了作用,其主要的不良反应包括输液反应、局部皮疹、感染等。

(四)皮肤护理

除常规的皮肤护理、预防压疮外,还应注意以下几项。

(1)保持皮肤清洁干燥,每天用温水擦洗,禁用碱性过强的肥皂。

(2)有皮疹、红斑或光敏感者,指导患者避免阳光直接照射裸露皮肤,日光强时尽量不要外出,必须外出时采取遮阳措施,如打伞、戴遮阳镜或遮阳帽、穿浅色长衣长裤且衣领要小,以免皮肤过分暴露。皮疹或红斑处可遵医嘱用抗生素治疗,做好创面换药处理。

(3)避免接触刺激性物品,如刺激性化妆品、染发剂、农药等。

(4)避免皮肤抓伤、受压,穿宽松柔软的棉质内衣。

(5)避免服用诱发风湿病症状的药物,如普鲁卡因胺等。

(五)心理护理

评估患者焦虑程度,鼓励其说出自身感受,向患者委婉说明焦虑对身体状况可能产生的不良影响,帮助患者提高解决问题的能力。对于脏器功能受损、预感生命受到威胁而悲观失望者,应主动介绍治疗成功的病例及治疗进展,鼓励其树立战胜疾病的信心。同时,还要嘱咐家属对患者多给予关心、理解及心理支持。

(六)病情观察

注意观察意识、皮肤、颜面等情况,定时测量体重,观察水肿程度、尿液检查结果,监测电解质、血肌酐、尿素氮的改变,记录 24 小时尿量,定时测量生命体征,出现高热不退、烦躁不安、神昏谵语、抽搐时,应报告医师并做好相应的处理。

(七)健康指导

1.避免诱因

教育患者避免一切可能诱发本病的因素,如阳光、药物及手术等。为避免日晒和寒冷的刺激,外出时可戴宽边帽子、穿长袖衣及长裤。育龄期妇女应避孕。病情活动伴有心、肺、肾功能不全者属于妊娠禁忌,并避免接受各种预防接种。

2.休息与活动

在疾病的缓解期,患者应逐渐增加活动,可参加社会活动和日常工作,但要注意劳逸结合,避免过度劳累。

3.皮肤护理指导

注意个人卫生,切记挤压皮肤斑丘疹,预防皮损处感染。

4.用药指导

坚持严格按医嘱服药,不可擅自改变药物剂量或突然停药,保证治疗计划得到落实。应向患者详细介绍所用药物的名称、剂量、给药时间、方法等并教会其观察药物疗效及不良反应。

5.疾病教育及调适指导

向患者及家属介绍本病的有关知识,使其了解本病是"不治之症",若能及时正确有效治疗,病情可以长期缓解,过正常生活,嘱家属给予患者精神支持和生活照顾,以维持其良好的心理状态。

6.生育指导

无中枢神经系统、肾脏或其他脏器严重损害,病情处于缓解期达半年以上者,一般能安全地妊娠并分娩出正常婴儿。非缓解期的 SLE 患者容易出现流产、早产和死胎,发生率约 30%,故应避孕。病情活动伴有心、肺、肾功能不全者属于妊娠禁忌。妊娠前 3 个月至妊娠期应用环磷酰胺、甲氨蝶呤、硫唑嘌呤者均可能影响胎儿的生长发育,故必须停用以上药物至少 3 个月方能妊娠。

第七节 类风湿关节炎

类风湿关节炎(rheumatoid arthritis,RA)是一种以慢性对称性周围性多关节炎为主要临床表现的异质性、系统性、自身免疫性疾病。

一、病因

类风湿关节炎的病因研究迄今尚无定论,尽管各种炎症介质、细胞因子、趋化因子在 RA 的发病过程中备受关注,但其具体机制仍不清楚。

(一)环境因素

目前认为一些感染因素如病毒、细菌和支原体等可能通过某些途径影响 RA 的发病和病情进展。

(二)遗传因素

流行病学调查显示,RA 的发病与遗传因素密切相关,家系调查 RA 现症者的一级亲属患 RA 的概率为 11%。单卵双生子同时患 RA 的概率为 12%～30%,而双卵孪生子同患 RA 的概率只有 4%。许多地区和国家的研究发现 HLA-DR4 单倍型与 RA 发病密切相关。

(三)性激素

RA 的患病率存在性别差异,绝经期前妇女的发病率显著高于同龄男性,妊娠、口服避孕药可缓解病情,这些现象提示性激素在 RA 发病中的作用,即雌激素促进 RA 的发生,而孕激素则可能减轻病情或防止发生。

二、临床表现

RA 发生于任何年龄,80% 发病于 35～50 岁,女性患者的发病率是男性患者的 3 倍。RA 临床个体差异大,从短暂、轻微的少关节炎到急剧、进行性多关节炎及全身性血管炎表现均可出现,常伴有晨僵。RA 多以缓慢、隐匿的方式起病,在出现明显关节症状前可有数周的低热,少数患者可有高热、乏力、全身不适、体重下降等症状,以后逐渐出现典型关节症状。少数则急剧起病,在数天内出现多个关节症状。

(一)关节

1.晨僵

早晨起床后关节及其周围关节出现僵硬感称为"晨僵"(日间长时间静止不动后也可出现),受累关节因炎症导致充血、水肿和渗出,使关节肿胀、僵硬、有胶黏着样的感觉,持续时间至少 1 小时者意义较大。晨僵出现在 95% 以上的 RA 患者,晨僵持续时间和关节炎症的程度成正比,它常被作为观察本病活动的指标之一。

2.疼痛

关节痛往往是最早出现的症状,主要累及腕、掌指关节,近端指间关节等小关节,其次是足趾、膝、踝、肘、肩等关节。多呈对称性、持续性,但时轻时重,疼痛的关节往往伴有压痛。受累关节的皮肤可出现褐色色素沉着。

3.关节肿

由于关节腔内积液或关节周围软组织炎症,凡受累的关节均可肿胀,常见的部位为腕、掌指关节,近端指间关节等,多呈对称性。病程较长者可由滑膜慢性炎症后的肥厚而引起肿胀。

4.关节畸形

关节畸形见于较晚期患者,关节周围肌肉的萎缩、痉挛则使畸形更为加重。

最为常见的关节畸形是腕和肘关节强直、掌指关节的半脱位、手指向尺侧偏斜和呈"天鹅颈样"及"纽扣花样"表现。重症患者关节功能丧失,致使生活不能自理。多因绒毛侵袭破坏软骨和软骨下骨质结构造成关节呈纤维性或骨性强直,又因关节周围肌肉的萎缩、痉挛则使畸形更为加重。

5.特殊关节表现

(1)颈椎:颈椎半脱位。

(2)肩、髋关节:局部痛和活动受限,髋关节往往表现为臀部及下腰痛。

(3)颞颌关节:早期表现为讲话、咀嚼时疼痛加重,严重者有张口受限。

(二)关节外表现

1.类风湿结节

类风湿结节是本病较常见的关节外表现,可见于 20%～30% 的患者,多位于关节隆出部位及受压部位的皮下,如前臂伸面、肘鹰嘴突附近等。其大小不一,结节直径由数毫米至数厘米、质硬、无压痛、对称性分布。此外,几乎所有脏器如心、肺等均可累及,其存在提示有本病的活动。

2.类风湿血管炎

类风湿血管炎 RA 患者系统性血管炎少见,体格检查能观察到的有指甲下或指端出现的小血管炎,其表现和滑膜炎的活动性无直接相关性,少数引起局部组织的缺血性坏死,眼部受累多为巩膜炎,严重者因巩膜软化而影响视力。

3.肺和胸膜

肺受累多见,其中男性多于女性,有时可为首发症状。表现为肺间质病变、胸膜炎及肺动脉高压等。肺间质病变是最常见的肺病变,约见于 30% 的患者,逐渐出现气短和肺功能不全,少数患者出现慢性纤维性肺泡炎,预后较差。约 10% 的患者出现胸膜炎,多为单侧或双侧性的少量胸腔积液,偶为大量胸腔积液。此外,肺尘埃沉着病患者合并 RA 时易出现大量肺结节,称为 Caplan 综合征,也称为类风湿性尘肺病。

4.心脏

RA 患者可累及心脏,其中心包炎最常见,多见于 RF 阳性、有类风湿结节的患者,但多数患者无相关临床表现。30% 的患者可出现小量心包积液。

5.胃肠道

胃肠道症状多与服用抗风湿药物,尤其是非甾体抗炎药有关,很少由 RA 本身引起,患者可有上腹不适、胃痛、恶心、食欲缺乏甚至黑便等。

6.肾

本病的血管炎很少累及肾,肾脏的淀粉样变和药物毒性可导致蛋白尿的出现。

7.神经系统

RA患者出现神经系统病变多因神经受压。受压的周围神经病变与相应关节的滑膜炎的严重程度密切相关。最常受累的神经有正中神经、尺神经和桡神经。神经系统的受累可以根据临床症状和神经定位来诊断,神经系统受累也可以出现脊髓受压和周围神经炎的表现。

8.血液系统

患者的贫血程度通常和病情活动度相关,尤其与关节的炎症程度相关。RA患者的贫血多是正常细胞正色素性贫血,若出现小细胞低色素性贫血,可由病变本身或由服用非甾体抗炎药而造成胃肠道长期少量出血所致。RA患者伴有脾大、中性粒细胞减少,有的甚至有贫血和血小板减少,称为Felty综合征。

9.干燥综合征

30%~40%RA患者在疾病的各个时期均可出现此综合征,随着病程的延长,干燥综合征的患病率逐渐增多,口干、眼干是此综合征的表现,但部分患者症状不明显,必须通过各项检查证实有干燥性角结膜炎和口干燥症体征。

三、辅助检查

辅助检查包括血液检查(血常规、血沉、类风湿因子、免疫学复合物和补体、肝肾功能)、尿常规、关节滑液检查及关节X线检查等。

四、治疗

由于本病的病因和发病机制未完全明确,临床上尚缺乏根治及预防本病的有效措施。目前的治疗目标是减轻关节症状、延缓病情进展、防止和减少关节的破坏、保护关节功能、最大限度地改善患者的生活质量,强调早期诊断和早期治疗的重要性。

(一)一般性治疗

一般性治疗包括休息、急性期关节制动、恢复期关节功能锻炼、物理疗法等。卧床休息只适宜于急性期、发热以及内脏受累的患者。

(二)药物治疗

根据药物性能,将治疗RA的常用药物分为五大类,即非甾体抗炎药、改变病情抗风湿药、糖皮质激素、生物制剂和植物药等。

1.非甾体抗炎药

本类药物具有镇痛、消肿作用,是改善关节炎症状的常用药,但不能控制病情,必须与改变病情抗风湿药同服。药物包括塞来昔布、美洛昔康、双氯芬酸、吲哚美辛、布洛芬等。

2.改变病情抗风湿药

该类药物发挥作用缓慢,临床症状明显改善需1~6个月,具有改善和延缓病情进展的作用。药物的选择和应用的方案往往根据患者的病情活动性、严重性和进展而定。一般首选甲氨蝶呤,并将它作为联合治疗的基本药物。另外,柳氮磺吡啶、来氟米特、羟氯喹亦在临床上广泛应用。

3.糖皮质激素

在关节炎急性发作时可给予短效激素,泼尼松一般每天不超过10 mg,若患者有系统症状如伴有心、肺、眼和神经系统等器官受累情况,可给予泼尼松每天30~40 mg,症状控制后递减,以每天10 mg或低于10 mg维持。但由于它不能根治本病,停药后症状会复发。

4.生物制剂

生物制剂近年来在国内外都在逐渐使用,临床试验提示它们有抗炎及防止骨破坏的作用。为增加疗效和减少不良反应,本类生物制剂宜与MTX联合应用。其主要的不良反应包括注射部位局部的皮疹、感染(尤其是结核感染),有些生物制剂长期使用致淋巴系统肿瘤患病率增加。

5.植物药制剂

常用的植物药制剂包括雷公藤总苷、青藤碱、白芍总苷等。

(三)外科手术治疗

手术包括关节置换和滑膜切除手术,前者适用于较晚期有畸形并失去功能的关节。滑膜切除术可以使病情得到一定的缓解,但当滑膜再次增生时病情又趋复发,所以必须同时应用改变病情的抗风湿药。

五、护理

(一)一般护理

1.休息与体位

(1)急性期患者常伴有发热、乏力等全身症状,应卧床休息,并注意体位和姿势,但不提倡绝对卧床。根据患者病情,采用短时间制动,使关节休息,减轻炎症反应。对患者关节进行主动或主动加被动的最大耐受范围内的伸展运动,每天1～2次,以防止关节失用。

(2)患者关节疼痛减轻,全身症状好转后,应鼓励患者及早下床或在床上做各种主动或被动锻炼。

(3)缓解期应加强肢体功能锻炼,主要以关节的伸展与屈曲运动为主,每天进行2～3次。

2.饮食护理

避免辛辣等刺激性食物,可给予高维生素、高蛋白、营养丰富、清淡易消化的饮食。

3.病情观察

(1)观察关节疼痛和肿胀的程度、部位,晨僵持续的时间,是否有关节畸形和功能障碍。

(2)观察是否有关节外症状,如有无皮下结节,有无咳嗽、呼吸困难,有无胸闷、心前区疼痛,有无皮肤溃疡,有无口干、眼干等,如出现则提示病情发生变化,应及时予以处理。

(3)观察药物的疗效和不良反应。

(二)用药护理

(1)遵医嘱用药,指导患者用药方法和注意事项,观察药物的不良反应。如非甾体抗炎药物易引起胃肠反应,应同时服用胃黏膜保护剂。

(2)应避免2种或2种以上抗风湿药同时服用而使不良反应增多。

(3)老年人宜选用半衰期短的抗风湿药物,对有溃疡病史的老年人,宜服用选择性环氧化酶-2抑制剂以减少胃肠道的不良反应。

(4)改变病情的抗风湿药物可引起胃肠道反应、肝肾功能损害、骨髓抑制等,用药期间严密观察,定期监测血、尿常规及肝肾功能等。

(5)注意观察生物制剂的不良反应,如注射部位局部的皮疹、感染(尤其是结核感染)等。

(三)对症护理

1.晨僵护理

指导患者早晨起床后行温水浴,或用热水浸泡僵硬的关节后活动关节,或起床后先活动关节再下床活动,夜间睡眠时戴弹力手套保暖,也可减轻晨僵程度。避免在僵直发作时进行处置治疗,在服镇痛药物后、疲劳出现前或未发生僵硬时进行活动更为适宜。

2.预防关节失用

卧床期间,为保持关节功能,防止关节畸形和肌肉萎缩,护士应指导或帮助患者锻炼。活动强度应以患者能承受为限。如活动后疼痛持续加重,应减少活动量。在症状基本控制后,鼓励患者下床活动,必要时提供辅助工具,避免长时间不活动。肢体锻炼由被动向主动渐进,也可配合理疗、按摩,增加局部血液循环,松弛肌肉,活络关节,防止关节失用。

(四)心理护理

患者因病情反复发作、迁延不愈、疗效不佳等原因,情绪低落、忧郁、孤独,对生活失去信心。护士在与患者的接触中要以和蔼的态度疏导、解释、安慰、鼓励患者尽快适应,建立良好的护患关系,使其积极配合治疗。

1.指导患者的心态

指导患者对疾病勿悲观失望,学会自我调节与控制。

2.鼓励患者自我护理

与患者一起制订康复目标,激发患者对家庭、社会的责任,鼓励自强,正确认识、对待疾病,积极与医护人员配合。对已经发生关节功能残障的患者,要鼓励发挥健康肢体的作用,尽量做到生活自理或参加力所能及的工作,体现生存价值。

3.组织集体活动

组织患者集体参与疾病的知识座谈,以相互启发、相互学习、相互鼓励,也可让患者参加集体娱乐活动,充实生活。

4.建立社会支持体系

嘱家属亲友给患者以物质支持和精神鼓励。亲人的关心会使患者情绪稳定,从而增强战胜疾病的信心。

(五)健康指导

1.用药指导

遵医嘱用药,不可擅自停药或增减药量,教会患者观察药物的疗效及不良反应,定期复查,出现病情反复或严重胃肠道不适、黑便等药物不良反应时,及早就医。

2.疾病知识指导

向患者及家属介绍本病的有关知识,使患者学会自我护理方法。

3.生活指导

合理安排休息和活动,避免过度劳累;避免感染、寒冷、潮湿等一切可能诱发本病的因素;每天有计划锻炼,保护关节功能,防止失用,多行热水浴,缓解关节不适。

4.饮食指导

多食高钙、高维生素、优质蛋白质饮食,低盐饮食,每天食用盐不超过 5 g。

第八节　骨关节炎

骨关节炎是一种以关节软骨损害为主,并累及整个关节组织的最常见的关节疾病,最终发生关节软骨退变、纤维化、断裂、溃疡及整个关节面的损害。中年以后发病,女性多于男性,有一定的致残率。40 岁人群的患病率为 $10\%\sim17\%$;60 岁以上为 50%;75 岁以上为 80%。骨关节炎分为原发性和继发性、局限性和全身性、症状性和无症状性(放射学)。

一、病因

(一)一般易感因素

遗传、高龄、肥胖、性激素、骨密度、过度运动、吸烟、其他疾病。

(二)机械因素

创伤、关节形态异常、长期从事反复使用某些关节的职业或剧烈的文体活动。

二、临床表现

好发于膝、髋、手(远端指间关节、第一腕掌关节)、足(第一跖趾关节、足跟)、脊柱(颈椎及腰椎)等负重和活动关节。

(一)关节疼痛及压痛

最常见表现是关节局部的疼痛和压痛,多发生于活动后,休息可缓解。疼痛在阴冷、潮湿和雨天会加重,疼痛多因关节内高压刺激关节囊内痛觉神经纤维,或骨内高压刺激骨膜或骨周围神经纤维,或软骨下微骨折。

(二)关节肿大

早期为关节周围局限性肿胀,随病情进展可有关节弥漫性肿胀、滑囊增厚或伴关节积液,后期可在关节部位触及骨赘。

(三)晨僵

晨僵不超过 30 分钟。

(四)关节摩擦音

关节摩擦音多见于膝关节,出现于关节活动时,源于软骨破坏、关节表面粗糙。

(五)关节活动受限

关节活动受限缓慢发生,早期表现关节活动不灵,后期关节活动范围缩小,关节活动时出现"绞锁"现象。

(六)关节畸形或半脱位

骨关节炎严重者可见关节畸形、半脱位等。

(七)压痛和被动痛

虽无压痛,但被动运动时可发生疼痛。

三、辅助检查

伴有滑膜炎的患者可出现 CRP 和 ESR 轻度增高。继发性骨关节炎的患者可出现原发病的实验室检查异常。出现滑膜炎者可有关节积液,一般关节液透明、淡黄色、黏稠度正常或略降低,但黏蛋白凝固良好。可显示轻度白细胞计数增多(2×10^9/L),以单个核细胞为主,葡萄糖含量很少低于 1/2,血糖浓度关节间隙变窄的原因可能是关节软骨含量减少,半月板损伤软骨被挤压。磁共振检查不常用,仅有助于发现关节相应组织的病变,如软骨损伤、关节滑液渗出、软骨下骨髓水肿滑膜炎和半月板或韧带损伤;还可以用于排除肿瘤和缺血性骨坏死等。正常人关节腔内的滑液多在 3.5 mL 以内,关节炎症时滑液量明显增多,其黏度差,含葡萄糖量低于血糖,滑液中白细胞计数增多,可增至$(20 \sim 75) \times 10^9$/L,且多以中性粒细胞为主。

四、治疗

目前治疗原则是减轻症状,改善关节功能,减少致残。

(一)非药物治疗

1.患者教育

告知患者此病预后良好;避免长久站立、跪位、蹲位、爬楼梯、不良姿势;规范用药。

2.物理治疗

物理治疗包括针灸、按摩、推拿、热疗、水疗。

(二)药物治疗

1.口服药

对乙酰氨基酚:0.3~0.6 g,2~3 次/天。

2.非甾体抗炎药

非甾体抗炎药最常用。通过抑制环氧化酶活性,减少前列腺素合成,达到减轻关节疼痛及肿胀、改善关节活动的作用,具体用药同 RA。

3.阿片类药物

阿片类药物用于急性疼痛发作患者以及对上述两类药物作用不佳或有禁忌的情况。从低剂量开始,每隔数天缓慢增加剂量。

(三)外科手术治疗

骨关节炎还可以通过外科手术方式缓解症状。

五、护理

(一)协助患者减轻疼痛

(1)为患者创造适宜的休养环境。

(2)应用非药物性止痛措施来分散患者的注意力。

(3)使用物理方法缓解疼痛;遵医嘱服用各种止痛药物。

(二)休息与体位

急性期指导患者尽可能保持关节的功能位,同时避免疼痛部位受压,减少关节活动。

(三)病情观察

(1)观察肿胀部位、压痛、活动受限的程度及范围;浮髌试验结果;有无晨僵和黏着感。

(2)观察其他伴随的症状和体征如有无畸形、半脱位等。

（3）观察受累关节的临床特点：骨赘、软骨丧失，关节周围肌肉痉挛及关节破坏程度。

（4）通过疼痛评估表进行准确观察，成人使用数字评分法。

（四）饮食护理

以高营养及丰富的蛋白质和维生素饮食为原则，减少脂肪的摄入。严格戒烟戒酒，禁食生冷、辛辣等刺激性食物，控制体重以减轻受累关节负担，注意补充钙质食物。

（五）功能锻炼

1.对不同受累关节进行锻炼

不同受累关节锻炼如手关节的抓、握，膝关节的屈伸。

2.颈腰椎的不同方向有氧运动

有氧运动包括步行、骑车、游泳等。

3.减轻体重

减轻受累关节负荷，用手杖、助步器等。

4.保护关节

佩戴保护关节的弹性套；避免穿高跟鞋；用适合的鞋垫。

5.物理治疗

物理治疗包括针灸、按摩、推拿、热疗、水疗。

（六）健康指导

（1）应给予患者心理疏导，让患者保持良好的心态，使之接受疾病并能够积极面对接受治疗。

（2）告知患者导致或诱发本病的原因，如遗传、受凉或不明原因引起自身免疫性疾病的各种因素。

（3）告知患者应进食高蛋白质、高维生素、低糖、低盐饮食，如新鲜水果、瘦肉等。

（4）住院期间应向患者讲解本疾病的主要治疗药物的名称、用法及用量。

（5）告知患者在急性期关节肿胀明显或全身症状较重时应卧床休息，采取舒适体位，以减轻疼痛。症状减轻后，可做主动或被动的四肢运动，如伸展、屈伸运动等，但要循序渐进。缓解期患者每天应定时做全身和局部相结合的关节运动，如手指伸张、攥拳、织毛衣、下跳棋、挺胸、伸腰、摆腿、摇动关节和按摩关节。教会患者做关节操，用温开水浸泡肿胀关节等。

（6）嘱患者自觉遵医嘱服药,向患者及家属讲明所用药物常见的不良反应及观察方法,指导患者饭后用药,多饮水,不要随便停药、换药、增减药量,坚持治疗,减少复发,注意保暖,避免感染、寒冷、潮湿、过劳等各种诱因。

（7）定期到风湿免疫科门诊复查。

第九节　强直性脊柱炎

强直性脊柱炎（ankylosing spondylitis,AS）是以骶髂关节及脊柱中轴关节慢性炎症为主,可累及内脏及其他组织的慢性、进展性风湿性疾病,属于血清阴性脊柱关节病的一种。

一、病因

强直性脊柱炎的病因未明,可能与下列因素有关。

（一）遗传因素

最早认为本病是一组多基因遗传病,除与 HLA-B27 高度相关外,可能还和 HLA 区域内、区域外的其他基因以及某些基因多态性相关。

（二）感染因素

肠道、泌尿系、生殖系及盆腔感染等因素可引起病情进展。

（三）环境因素

潮湿、寒冷及起居习惯等因素影响疾病进展。

二、临床表现

（一）关节症状

1.骶髂关节

骶髂关节是最常受累的关节之一。早期症状常为腰骶部疼痛或不适、晨僵等,也可表现为臀部、腹股沟酸痛,症状可向下肢放射而类似"坐骨神经痛"。

2.脊柱及椎间关节

脊柱及椎间关节症状典型表现为腰背痛、晨僵、腰椎各方向活动受限和胸廓活动度早期减少。腰椎和胸廓活动度降低,早期多由附着点炎引起,随着病情进展,整个脊柱可自下而上发生强直。先是腰椎前凸消失,进而呈驼背畸形,颈椎活动受限。胸肋连接融合,胸廓活动度降低,呼吸靠膈肌运动。

3.附着点炎

胸肋连接、脊椎骨突、髂嵴、大转子、坐骨结节以及足跟、足掌等部位疼痛。

4.下肢关节炎

约半数患者以下肢大关节如髋、膝、踝关节炎症为首发症状,常为非对称性、反复发作与缓解,较少表现为持续性和破坏性,为区别于RA的特点。

(二)关节外症状

(1)1/4的患者在病程中发生眼结膜炎,单侧或双侧交替,一般可自行缓解,反复发作可致视力障碍。

(2)神经系统症状来自压迫性脊神经炎或坐骨神经痛、椎骨骨折或不全脱位以及马尾综合征,后者可引起勃起功能障碍、夜间尿失禁、膀胱和直肠感觉迟钝、踝反射消失。

(3)呼吸系统:极少数患者出现肺上叶纤维化,有时伴有空洞形成而被认为结核,也可因并发真菌感染而使病情加剧。

(4)心血管系统:因主动脉根部局灶性中层坏死可引起主动脉环状扩张,以及主动脉瓣尖缩短变厚,从而导致主动脉瓣关闭不全。主动脉瓣闭锁不全及传导障碍见于3.5%～10%的患者。

(5)最常见为骶髂关节压痛,脊柱前区、后伸、侧弯和转动受限,胸廓活动度减低等。

三、辅助检查

90%的患者HLA-B27抗原检测阳性,影像学检查是诊断的关键依据,主要包括X线、CT、MRI等检查。

四、治疗

目前尚无肯定的治疗方法,主要为缓解症状、保持良好姿势和减缓病情进展。治疗原则应视病情严重程度、预后指征和患者的期望值而定,最佳治疗是非药物治疗和药物治疗相结合。

(一)非药物治疗

患者的健康指导是成功治疗的关键,应使患者坚定长期治疗的决心,鼓励患者坚持脊柱、胸廓、髋关节活动等医疗体育锻炼;注意立、坐、卧姿势正确;睡硬板床、低枕,避免过度负重和剧烈运动。

(二)药物治疗

药物主要包括非甾体抗炎药、甲氨蝶呤、柳氮磺吡啶、糖皮质激素、沙利度胺、双磷酸盐、生物制剂等。

(三)外科治疗

外科治疗主要用于髋关节僵直和脊柱严重畸形的晚期患者的矫形。

五、护理

(一)休息与活动

病情急性期患者卧床休息,保持关节功能位。急性期过后可进行锻炼,目的是保持关节的活动功能,加强肌肉的力量和耐力。活动量依耐受程度决定,如患者出现活动后疼痛或不适应,应适当减少活动量。护理人员应注重患者休息和活动两者兼顾的重要性,指导患者进行合理的功能锻炼,保持和恢复关节功能。

(二)饮食护理

多吃新鲜蔬菜水果,加强营养,增加抵抗力,生活规律,戒烟戒酒。

(三)药物治疗护理

按医嘱给药,观察药物的不良反应,定时监测肝功能变化,避免药物引起的不良反应。

(四)心理护理

AS致残率较高,容易对患者的心理产生不良影响,严重者会出现焦虑、抑郁、恐惧行为。

多数情况下这种不良情绪反应会逐渐减轻或消失;但部分患者的负性情绪持续存在,对其躯体、心理和社会功能带来显著负面影响,并且会彻底破坏患者的日常生活,使生活质量显著下降。护理人员的心理疏导对患者的心理问题改善有明显帮助。

1.个性化护理

有针对性地做好个性化心理护理,具体分析每个患者的心理状态。

2.疾病教育

在有效沟通的基础上,向患者及家属介绍 AS 的疾病特点、治疗策略及预后情况。

3.社会支持

鼓励患者家属、病友以及社会团体给予患者关心和支持,树立共同战胜疾病的信心。

(五)病情观察

观察患者晨僵和腰痛等症状的严重程度、持续时间等,观察患者活动受限的部位和范围,观察患者有无关节外受累的表现,如眼部、神经、肌肉病变等。

(六)健康指导

1.用药指导

遵医嘱用药,不可擅自停药、减药、加药或改药,了解药物的不良反应,定期监测血常规、肝肾功能。

2.疾病知识指导

正确认识疾病,保持乐观情绪,使其了解疾病的性质、大致程度及预后的影响,增强抗病的信心和耐心,坚定长期治疗的决心。

3.生活指导

在日常生活中保持正确的姿势,具体如下。

(1)站立:应尽可能保持挺胸、收腹和双眼平视的姿势,行走时尽量保持自然直立状态,避免剧烈运动和过度负重。

(2)坐位:应保持腰背挺直,避免身体向前弯曲,并常有规律地活动脊柱,通过坐直和向后活动肩膀来伸直脊柱。坐的时间不要太长,要常站立、散步和舒展身体。沙发、过软的椅子不宜长期坐。

(3)卧姿:急性期要求患者卧床休息,卧床时要注意以硬板床及低枕头为宜,多取仰卧位,避免促进屈曲畸形的体位,经常更换体位,不能长时间保持一种姿势。

(4)进行适合的运动:疾病活动期以被动运动为主,缓解期可进行主动与被动运动,但应避免剧烈运动。减少或避免引起持续性疼痛的体力活动,进行合适的运动如慢跑、游泳、打太极拳等,最好避免摔跤、打网球、篮球和乒乓球等高强度的剧烈运动。

4.功能锻炼

保持脊柱灵活性的运动包括以下几项。

(1)深呼吸:每天早晨、工作休息时间及睡前均应常规做深呼吸运动,深呼吸可以维持胸廓最大的活动。

(2)颈椎运动:头颈部可做向前、向后、向左、向右转动,以及头部旋转运动,以保持颈部的正常活动度。

(3)腰椎运动:每天做腰部运动,前屈、后仰、侧弯和左右旋转躯体,使腰部脊柱保持正常的活动度。

(4)体运动:可做俯卧撑、斜撑,下肢前屈后伸,扩胸运动。髋关节有轻度屈曲畸形的患者,每天可进行1~2次的俯卧,每次15~30分钟,利于身体做对抗性牵引,以达到纠正畸形的目的。游泳既包括扩胸运动又有肢体运动,还有助于增加肺功能和维持脊柱的正常生理曲度,是强直性脊柱炎最适合的全身运动,但严禁跳水。如运动后新增加的疼痛持续2小时以上或者运动引起的疲劳不适难以恢复,则说明运动过度,应适当调整运动量、运动类型或暂停进行休息。

第十节　急性肾小球肾炎

急性肾小球肾炎又称为急性感染后肾小球肾炎。多种病原微生物均可致病,但仍以溶血性链球菌感染最为常见,常于感染后1~4周发病,临床以血尿、蛋白尿、高血压、水肿及肾功能一过性减退为主要表现。病初血清补体C3下降。病理表现为毛细血管内增生性肾小球肾炎。该病多能自发痊愈,但重症可出现心力衰竭、脑病、急性肾损伤等并发症。

一、病因

目前认为急性肾小球肾炎的发病与感染相关,特别是溶血性链球菌感染,如扁桃腺炎、皮肤脓疱疮等。

二、临床表现

(1)常在溶血性链球菌引发的呼吸道感染(如咽炎或扁桃体炎)或皮肤感染(如脓疱疮)后1~3周,平均14天,急性起病。

(2)临床呈急性肾小球肾炎综合征表现,即血尿(为变形红细胞血尿,可出现肉眼血尿)、蛋白尿(通常为轻中度蛋白尿)、管型尿(常见颗粒管型及红细胞管型),多数患者出现水肿(眼睑及下肢水肿)、高血压(常为轻、中度高血压)。患者肾功能正常,或出现一过性肾功能损伤。极少数患者还可呈现急进性肾炎综合征表现,发生急性肾损伤(此时需做肾穿刺病理检查与急进性肾炎鉴别)。

三、辅助检查

(1)起病初期血清补体 C3 及总补体下降,8 周内逐渐恢复正常。

(2)B 超检查双肾大小正常,少数发生急性肾衰竭的病例可有双肾增大。

(3)诊断困难时可进行肾穿刺活检,本病的病理类型为毛细血管内增生性肾小球肾炎。

四、治疗

本病以对症治疗及防治并发症为主。

(一)一般治疗

1.卧床休息

急性期应卧床休息,直至肉眼血尿消失;血压恢复正常后再起床活动,一般需 1~2 周。

2.饮食

低盐(每天食盐<3 g)饮食,出现肾功能不全时应限制蛋白质摄入量。

(二)感染灶治疗

可选用对链球菌敏感的抗生素(如青霉素或大环内酯类抗生素)控制感染,以消除致病抗原。抗菌治疗一般持续 2 周左右。

(三)对症治疗

1.利尿

轻者用噻嗪类利尿剂,重者用袢利尿剂。尿少时禁用保钾利尿剂,以防高钾血症。

2.降压

降压常选用二氢吡啶钙通道阻滞剂,α 或 β 受体阻滞剂。尿少时禁用血管紧张素转换酶抑制剂及血管紧张素 AT1 受体阻滞剂,以防高钾血症产生。

(四)透析治疗

重症患者出现少尿、急性肾衰竭、高钾血症时需及时给予透析治疗,伴严重心力衰竭时可采用连续性肾脏替代治疗。

五、护理

(一)病情观察

观察水肿的范围、程度,观察尿液的变化、监测高血压的动态变化。

(二)饮食护理

急性期应严格限制钠、水、钾的摄入,一般每天盐的摄入量应低于 3 g,病情好转、水肿消退、血压下降后,可由低盐饮食逐渐转为正常饮食。根据肾功能调整蛋白质的摄入量,并给予足够的热量和维生素。

(三)休息与活动

急性期应绝对卧床休息,病情稳定后逐渐增加运动量。

(四)用药护理

遵医嘱应用利尿剂、降压药、抗生素。

(五)心理护理

加强与患者沟通,增强战胜疾病的信心。

(六)健康指导

1.疾病预防

避免感冒、咽炎、扁桃体炎、皮肤感染。

2.康复锻炼

患病期间应加强休息,痊愈后适当活动,1~2 年不应从事重体力劳动。

3.心理指导

指导患者保持良好的心境,积极配合诊疗计划。

4.出院指导

按时服药、定期复查,如出现血尿、蛋白尿、水肿、高血压要及时就诊,并携带好疾病相关资料。

(七)家庭护理

1.复查时间

遵医嘱按时复查,注意携带出院小结。

2.饮食指导

出院后制订饮食计划,避免高蛋白饮食。

3.休息指导

合理休息,视病情安排适当的活动,以不感到疲劳、不加重症状为宜。

4.运动指导

依据病情制订并执行步行、慢跑等个性化锻炼计划,避免剧烈运动。

5.疾病知识指导

告诉患者避免感染、避免摄入大量蛋白质以及避免应用肾毒性药物,以防止肾损伤,保护肾功能。

6.随诊

如出现新症状或原有症状加重,及时携带原有病历资料到门诊随诊。

第十一节　急性肾盂肾炎

急性肾盂肾炎是由细菌感染引起的肾脏炎症,大多由逆行感染引起。本病好发于生育年龄妇女、老年人、糖尿病患者、免疫力低下者及尿路畸形者。与膀胱炎和尿道炎不同,急性肾盂肾炎治疗的疗程较长,至少2周。若急性肾盂肾炎未能治愈,可能遗留慢性病变,导致慢性肾盂肾炎,引起慢性肾功能损害。因此,对于急性肾盂肾炎一定要达到完全治愈。

一、病因

本病是由各种病原微生物侵犯肾盂及肾实质引起的急性炎症。病原体常为革兰氏阴性杆菌,其中大肠埃希菌最常见。通常感染途径是上行感染,仅少部分是血行感染或直接感染。

二、临床表现

患者常有尿频、尿急及尿痛等泌尿系刺激征,并出现寒战、高热(体温常超过38.5 ℃)及腰痛等全身症状。体格检查患侧脊肋角叩击痛呈阳性。

三、辅助检查

(一)血常规

白细胞计数升高,分类常伴少量中性粒细胞增多,可有核左移。

(二)尿常规

白细胞计数增多,可出现红细胞(均一红细胞血尿)及蛋白,并偶见小圆上皮细胞、白细胞管型及颗粒管型。

(三)尿培养

清晨清洁后中段尿细菌培养菌落数$\geq 10^5$/mL;或膀胱穿刺尿细菌培养有细

菌生长(不管菌落多少)。

(四)血培养

疑似败血症时,要及时进行血培养检验(尽可能在应用抗生素前抽血),败血症时血培养常呈阳性结果,且细菌与尿培养所获细菌一致。

四、治疗

通过积极正确的抗感染治疗,本病可以痊愈,多数情况下不遗留后遗症。

(一)抗感染治疗

1.抗菌药物选择

应该先留尿标本送培养,以便依据细菌培养的药物敏感试验结果指导用药。在获得尿培养药敏试验结果前,可先选用广谱并偏重于革兰氏阴性杆菌的抗菌药物治疗。治疗 3 天后若病情明显好转,可以继续沿用原有药物治疗;治疗 3 天未见好转,即应参考尿培养药敏试验结果,改用高敏药物。

2.抗菌药物给药途径

抗菌药物一般采用静脉给药,临床症状轻者可采用口服抗菌药物治疗。

3.抗菌药物治疗疗程

抗菌药物应该至少用药 2 周。少数患者 2 周后尿培养仍呈阳性,则应根据药物敏感试验结果,再选用其他高敏药物继续治疗 2～4 周。

4.常用静脉药物

(1)头孢菌素类抗生素:如头孢曲松及头孢噻肟等。

(2)青霉素类抗生素:如阿莫西林、哌拉西林等。

(3)喹诺酮类药物:如环丙沙星及左氧氟沙星等。

(4)碳青霉烯类抗生素:如美罗培南、亚胺培南等。氨基糖苷类抗生素由于具有肾毒性要慎用。

5.常用口服药物

(1)磺胺类:最常用复方磺胺甲噁唑。

(2)喹诺酮类药物:如环丙沙星及左氧氟沙星等。

(3)半合成青霉素类抗生素:如复方阿莫西林克拉维酸。

(4)头孢菌素类抗生素:如头孢氨苄、头孢呋辛、头孢克肟等。

近年来国内大肠埃希菌对磺胺类药及氟喹诺酮类药的耐药率很高,用药时需要注意。

(二)对症治疗

患者应该多饮水及休息,泌尿系刺激征明显时可服碳酸氢钠 1 g,每天 3 次,碱化尿液,高热患者可物理降温,必要时服用退热药。

急性肾盂肾炎的临床治愈标准:症状消失,尿常规化验正常及尿细菌培养呈阴性。

五、护理

(一)病情观察

观察体温,尿路刺激症,腰痛的性质、部位、程度及变化。

(二)饮食护理

给予清淡食物,补充多种维生素。

(三)休息与活动

急性期应卧床休息。

(四)用药护理

遵医嘱应用抗生素、碳酸氢钠、退热药。

(五)心理护理

加强与患者的沟通,增强战胜疾病的信心。

(六)健康指导

1.疾病预防

注重个人卫生,不穿紧身裤,多饮水,少憋尿。

2.康复锻炼

步行、慢跑、气功锻炼。

3.心理指导

指导患者保持良好的心境,积极配合诊疗计划。

4.出院指导

按时服药、定期复查,如出现尿频、尿急、尿痛及时就诊,并带好疾病相关资料。

(七)家庭护理

1.复查时间

遵医嘱按时复查,注意携带出院小结。

2.饮食指导

出院后应制订高热量、高维生素、高蛋白的饮食计划。避免进食产气食物。

3.休息指导

合理休息,视病情安排适当的活动,以不感到疲劳、不加重症状为宜。

4.运动指导

避免过度劳累,坚持体育运动,增强机体抵抗力。

5.疾病知识指导

多饮水,勤排尿。若局部有炎症,应及时治疗。

6.用药指导

按医嘱服药,不可擅自更改用药和停止治疗。

7.随诊

如出现新症状或原有症状加重,及时携带原有病历资料到门诊随诊。

第十二节 尿 路 感 染

尿路感染简称尿感,是指由各种病原微生物感染引起的尿路急、慢性炎症。可分为上尿路感染和下尿路感染,前者指肾盂肾炎,后者包括膀胱炎和尿道炎。

一、病因

单纯性尿路感染病原菌菌群中,致病菌以革兰氏阴性杆菌为主,其中以大肠埃希菌最为常见,占70%以上,其次为克雷伯杆菌、变形杆菌、柠檬酸杆菌属等。此外,结核分枝杆菌、衣原体、真菌等也可导致尿路感染。

二、临床表现

尿路感染常见的临床表现是尿频、尿急、尿痛、排尿不适、下腹部疼痛等,发生上尿路感染时可出现全身症状,伴发热、寒战、头痛、全身酸痛、恶心、呕吐等。查体可见一侧或两侧肋脊角及输尿管点压痛,肾区压痛和叩击痛。

三、辅助检查

通过尿液检查了解有无白细胞尿(脓尿)、血尿和菌尿,24小时尿量有无异常,有无夜尿增多和尿比重降低,通过影像学检查了解肾脏大小、外形有无异常,尿路有无畸形或梗阻。

四、治疗

（1）急性期应注意休息，多饮水，勤排尿。

（2）发热者给予易消化、高热量、富含维生素饮食。

（3）膀胱刺激征和血尿明显者，可口服碳酸氢钠以碱化尿液、缓解症状。

（4）选择致病菌敏感、在尿和肾内的浓度高、肾毒性小、不良反应少的抗生素，并根据尿路感染的类型决定疗程的长短。

（5）尿路感染反复发作者应积极寻找病因，及时去除诱发因素。

五、护理

（一）一般护理

急性期应卧床休息，养成良好的个人卫生习惯。

（二）饮食护理

饮食宜清淡、富含营养、易消化，高热患者在无禁忌的情况下，鼓励患者多饮水，每天饮水量在 2 500 mL 以上。注意营养搭配以提高机体抵抗力。

（三）病情观察

监测体温、尿液的变化，观察有无腰痛加剧。如高热持续不退或体温升高，且出现腰痛加剧等，应考虑可能出现肾周脓肿、肾乳头坏死等并发症，需及时通知医师。

（四）对症护理

1.发热

给予物理降温。

2.保持皮肤黏膜清洁

加强个人卫生，女性患者月经期尤其需注意会阴部的清洁。

3.尿路刺激征

保持心情舒畅，可指导患者从事一些自己感兴趣的活动，缓解紧张情绪，减轻尿频症状。

4.缓解疼痛

指导患者进行膀胱区热敷或按摩，减轻疼痛。

（五）用药护理

（1）遵医嘱给予抗菌药物，嘱患者按时、按量、按疗程服药，勿随意停药。

（2）使用复方磺胺甲噁唑期间要注意多饮水。并同时服用碳酸氢钠,以增强疗效和减少磺胺结晶形成。

（3）尿路感染的疗效评价标准如下。①见效:治疗后复查菌尿转阴。②治愈:完成抗菌药物疗程后,菌尿转阴,于停药 2 周和 6 周分别复查 1 次,如为无菌尿,则可认为已治愈。③治疗失败:治疗后持续菌尿或复发。

(六)健康指导

（1）知识宣教:为患者讲解疾病知识,寻找慢性复发的病因,去除发病因素。

（2）养成良好的卫生习惯,注意个人清洁卫生,尤其应注意保持会阴部及肛周皮肤的清洁,女性忌盆浴。育龄期妇女在急性期治愈后 1 年内避免怀孕。

（3）避免劳累,坚持适当的体育锻炼,以提高机体抵抗力。

（4）多饮水、勤排尿(2～3 小时排尿 1 次)是最实用而有效的预防方法。尽量避免不必要的导尿等操作,如必须留置导尿管,需严格执行无菌操作。

（5）及时治疗局部炎症,注意性生活后即排尿和清洁外阴,并口服抗菌药物预防尿路感染的发生。

（6）用药指导:嘱患者按时、按量、按疗程服药,勿随意停药并按医嘱定期随访。

第十三节　特发性膜性肾病

膜性肾病以肾小球基底膜弥漫性增厚为特点,临床呈肾病综合征或无症状蛋白尿表现,是成人肾病综合征的主要病因,分特发性和继发性两类,本节主要介绍特发性膜性肾病。

一、病因

特发性膜性肾病大多与抗磷脂酶 A2 受体抗体相关,抗磷脂酶 A2 受体抗体与足细胞上的相应抗原结合,形成原位免疫复合物,继而通过旁路途径激活补体,形成 C5b-9 膜攻击复合物,损伤足细胞,破坏肾小球滤过屏障,产生蛋白尿。

二、临床表现

（1）可发生于任何年龄,30～50 岁为高发年龄段,男性多于女性。常隐袭起病,85％表现为肾病综合征,20％～25％呈无症状性蛋白尿,30％～50％有镜下血尿,20％～40％有不同程度的高血压及肾功能受损。

(2)本病患者易发生血栓栓塞并发症,尤其是肾静脉血栓形成,发生率在50％左右,可为单侧或双侧、急性或慢性起病。

三、病理表现

上皮下免疫复合物沉积,肾小球基底膜弥漫性增厚,IgG 及 C3 呈弥漫性颗粒状沿 GBM 分布,根据病变进展程度分为 5 期(表 1-1)。

表 1-1 膜性肾病病理改变及分期

分期	光学显微镜检查	电子显微镜检查
Ⅰ 期	肾小球基底膜空泡变性,Masson 染色可见上皮下嗜复红蛋白沉积	肾小球基底膜基本正常,可见较小而分散的电子致密物沉积,主要位于足突间隙
Ⅱ 期	肾小球基底膜不均匀增厚,钉突样改变,上皮下嗜复红蛋白沉积,颗粒大而弥漫	多数电子致密物沉积于上皮下及基底膜内,上皮细胞足突广泛融合
Ⅲ 期	肾小球基底膜明显增厚,链环状结构形成,上皮下多数嗜复红蛋白沉积	肾小球基底膜高度增厚,多数电子致密物沉积,系膜基质增生,上皮细胞足突广泛融合
Ⅳ 期	肾小球基底膜不规则增厚,管腔狭窄,系膜基质增多,节段性或球性硬化	肾小球基底膜重塑,3 层基本结构消失,电子致密物吸收使基底膜呈虫噬样,系膜基质增多,血管腔闭塞,最终发展为肾小球硬化
Ⅴ 期	肾组织病变基本恢复正常	

四、治疗

(一)一般治疗

(1)卧床休息和适度运动相结合,以增加肾脏血流量,利于消肿利尿,防止血栓、栓塞并发症的发生。

(2)低盐低脂饮食,配合优质低蛋白饮食加必需氨基酸治疗,可减少尿蛋白,保护肾功能。

(3)药物治疗包括利尿、调脂、降压、抗凝等。ACEI 和 ARB 类药物对于治疗蛋白尿、降血压以及延缓肾功能受损等均有一定疗效。

(二)免疫抑制剂治疗

约有 25％的患者可完全自发缓解,临床上应根据患者的临床表现、肾脏组织学改变采用个体化的治疗措施。

(1)尿蛋白<4 g/d且肾功能正常的患者,可予以一般治疗,严格控制血压,密切观察 6 个月;病情无好转、肾病综合征突出、肾功能受损或尿蛋白持续超过 4 g/d的患者,应进行糖皮质激素加免疫抑制剂治疗。

(2)国内推荐的治疗方案是首选糖皮质激素(泼尼松 40～60 mg/d)联合环磷酰胺(累计量 8～10 g),效果不佳或存在禁忌证的患者可用钙调神经磷酸酶抑制剂环孢素、他克莫司或霉酚酸酯治疗。

(3)当血肌酐>354 μmol/L 或肾脏病理改变属于Ⅳ期伴广泛间质纤维化患者不应接受上述免疫抑制剂治疗,而重在保护肾功能,如严格控制血压、优质低蛋白饮食等,按慢性肾衰竭处理。

五、护理

(一)病情观察

注意尿量、体重变化,适当下床或于床上进行肢体活动,防止深静脉血栓的形成。

(二)饮食护理

注意休息,低盐低脂优质蛋白饮食,避免高蛋白摄入,注意补充多种维生素。

(三)休息与活动

急性期应绝对卧床休息,病情稳定后逐渐增加运动量。

(四)用药护理

遵医嘱按时服药,勿自行调整药物种类或剂量。

(五)心理护理

加强与患者的沟通,使其认识到膜性肾病属于慢性疾病,需要长期治疗。

(六)健康指导

1.康复锻炼

劳逸结合,适当进行体育锻炼,增强体质。

2.出院指导

养成良好的个人饮食及作息习惯,定期复查,病情发生变化时需及时就诊。

(七)家庭护理

1.复查时间

遵医嘱按时复查,注意携带出院小结。

2.饮食指导

出院后制订饮食计划,避免高盐、高脂肪、高蛋白饮食。

3.休息指导

合理休息,视病情安排适当的活动,以不感到疲劳、不加重症状为宜。

4.运动指导

依据病情制订并执行步行、慢跑、气功等个性化锻炼计划。

5.疾病知识指导

避免感染、避免摄入大量蛋白质以及避免应用肾毒性药物,以防止肾损害、保护肾功能。

6.用药指导

按医嘱服药,不可擅自更改用药和停止治疗。

7.随诊

如出现新症状或原有症状加重,及时携带原有病历资料到门诊随诊。

第二章

外科常见病护理

第一节　法洛四联症

法洛四联症是右室漏斗部或圆锥动脉干发育不全引起的一种心脏畸形,主要包括4种解剖畸形,即肺动脉狭窄、室间隔缺损、主动脉骑跨和右心室肥厚。该病是一种最常见的发绀型先天性心脏病,占所有先天性心脏病的 12%～14%。

一、病因

近年来研究认为,该病与胎儿发育的宫内环境因素和遗传因素有关。

二、临床表现

发绀、喜爱蹲踞和缺氧发作是法洛四联症的主要症状。

(一)发绀

由于组织缺氧,动脉血氧饱和度降低,新生儿即可出现发绀,啼哭、情绪激动时症状加重,引起喂养困难、生长发育迟缓、体力和活动力较同龄人差,且发绀随年龄增长而加重。

(二)喜爱蹲踞

喜爱蹲踞是特征性姿态。蹲踞时,患者下肢屈曲,静脉回心血量减少,减轻了心脏负荷,同时增加了体循环阻力,提高了肺循环血流量,使发绀和呼吸困难症状暂时有所缓解。

(三)缺氧发作

表现为活动后突然呼吸困难,发绀加重,出现缺氧性昏厥和抽搐,甚至死亡,常见于漏斗部重度狭窄患者。

(四)体征

生长发育迟缓,口唇、指甲床发绀,杵状指。缺氧越严重,杵状指越明显。胸骨左缘第2～4肋间可闻及Ⅱ～Ⅲ级喷射性收缩期杂音,肺动脉瓣区第二心音减弱或消失,严重肺动脉狭窄者可听不到杂音。

三、辅助检查

(一)实验室检查

红细胞计数、血红蛋白和血细胞比容均升高,并与发绀程度成正比,血小板计数和血纤维蛋白原明显减少,有时凝血酶原时间延长,动脉血氧饱和度下降。

(二)心电图检查

其 ECG 特征表现为右心室肥厚,电轴右偏,部分伴有不完全性传导阻滞。

(三)X 线检查

心影正常或稍大,肥厚的右心室引起心尖上翘和肺动脉干狭窄引起左心上缘凹陷形成"靴形心"为本症特征性的 X 线表现。肺血减少,肺血管纤细,有时可见网状的侧支血管影。

(四)超声心动图检查

超声心动图可直接观察到右室流出道狭窄部位和严重程度,室间隔缺损的类型和大小,主动脉骑跨程度,并测算左室容积和功能以及有无合并畸形。

(五)心导管和右心造影检查

对肺动脉分支发育较差,疑有周围肺动脉狭窄及体肺侧支存在的患者,特别是发绀不明显,血红蛋白增高不明显的患者,应做选择性侧支造影。除可了解右室流出道狭窄部位、程度,室间隔缺损的类型和大小,主动脉骑跨程度,肺动脉发育情况,冠状动脉畸形等外,还可测定肺动脉直径以及肺动脉分支的病变,比超声心动图更精准。

(六)CT 及 MRI 检查

对主动脉和左右肺动脉直径进行准确的测量,可直观地观察到肺动脉的形态及其与主动脉的关系,同时对室间隔缺损的大小、部位和右室流出道狭窄部位、程度做出准确的诊断。

四、治疗

治疗主要包括姑息手术和矫治手术。

(一)适应证

大多数肺动脉及左、右分支发育正常的法洛四联症的患者均应力争在 1 岁内进行矫治手术。对于生后病情发展严重、婴儿期严重缺氧、屡发呼吸道感染和昏厥者,或不具备手术医疗条件者可先行姑息手术。

(二)手术方式

1.姑息手术

即在全麻下行锁骨下动脉-肺动脉吻合术或右心室流出道补片扩大术,以增加肺循环血量,改善缺氧,等条件成熟后再做矫形根治手术。

2.矫治手术

即指在低温体外循环下疏通右室流出道、修补室间隔缺损,同时矫治合并的其他心内畸形。

五、护理

(一)术前护理

1.注意休息

严格限制患者活动量,避免患者哭闹和情绪激动,减少不必要的刺激,以免加重心脏负担,减少急性缺氧性昏厥的发作。

2.纠正缺氧

(1)吸氧,氧流量 4~6 L/min,每天 2~3 次,每次 20~30 分钟。

(2)改善微循环,纠正组织严重缺氧。必要时遵医嘱输注改善微循环的药物,如低分子右旋糖苷等。嘱患者多饮水,以防止脱水导致血液黏稠度增加,诱发缺氧。

(3)预防感染:注意保暖,预防呼吸道感染;注意口腔卫生,防止口腔黏膜感染。

(4)加强营养:根据患者口味,进食易消化、高蛋白、高热量、高维生素饮食,避免过饱。对于婴儿,喂养比较困难,吸奶时往往因气促乏力而停止吮吸,且易呕吐和大量出汗,故喂奶时可用滴管滴入,减轻患者体力消耗。

(二)术后护理

1.病情观察

密切监测患者心律、心率、血压等生命体征的变化,戴临时起搏器的患者应固定好起搏器导线并按起搏器常规护理。

2.维持循环功能稳定

(1)重症法洛四联症跨环补片或心功能差者,常应用多巴胺及多巴酚丁胺。在维护心功能的同时,注意调整血容量,使患者的动脉压、中心静脉压维持在最佳状态,并观察用药效果。

(2)定期测定血浆胶体渗透压,并维持在 17~20 mmHg。术中使用超滤的患者,术后应适当补充晶体液,以降低血液的黏稠度。

3.并发症的预防及护理

(1)灌注肺:是法洛四联症矫治术后的一种严重并发症,发生的原因可能与肺动脉发育差、体肺侧支多或术后液体输入过多有关。

临床主要表现为急性进行性呼吸困难、发绀、血痰和难以纠正的低氧血症,其主要护理措施包括:①用呼气末正压通气方式辅助通气;②密切监测呼吸机的各项参数,特别注意压力的变化;③促进有效气体交换,及时清理呼吸道内分泌物,吸痰时注意无菌操作,动作轻柔;注意观察痰液的颜色、性质、量以及唇色、甲床颜色、血氧饱和度、心率、血压等;拔除气管插管后,延长吸氧时间 3~5 天,并结合肺部体疗协助患者拍背排痰;④严格限制入量,经常监测血浆胶体渗透压,在术后急性渗血期,根据血浆胶体渗透压的变化,遵医嘱及时补充血浆及白蛋白。

(2)低心排血量综合征:患者由于术前肺血减少和左心室发育不全,术后可能出现低心排血量综合征,表现为低血压、心率快、少尿、多汗、末梢循环差、四肢湿冷等。其主要护理措施包括:①密切观察患者生命体征、外周循环及尿量等情况;②遵医嘱给以强心、利尿药物,并注意保暖。

(三)健康指导

1.饮食

以高蛋白、低盐、高纤维素饮食为主,少量多餐,勿暴饮暴食,限制烟、酒、茶、咖啡及刺激性食物。

2.活动与学习

3~6 个月内要限制剧烈活动和重体力劳动。学龄儿童术后 3~6 个月可以正常上学。

3.遵医嘱按时服药

不可随意停药、增减药物用量。

4.复查

手术后 3~6 个月去医院复查心电图、胸片、心脏彩超等。

第二节　二尖瓣狭窄

二尖瓣狭窄是指由二尖瓣瓣膜受损、瓣膜功能和结构异常所致的瓣口狭窄。女性发病率高于男性,在儿童和青年期发作风湿热后,往往在 20 岁以后才出现临床症状。

一、病因

二尖瓣狭窄主要由风湿热所致,目前以老年退化病变及先天性疾病为主。风湿热反复发作并侵及二尖瓣后,在瓣膜交界处黏着融合,造成瓣口狭窄,瓣叶增厚、挛缩、变硬和钙化等,进一步加重瓣口狭窄,并限制瓣叶活动。

二、临床表现

(一)症状

因肺淤血和肺水肿而出现劳力性呼吸困难、咳嗽、咯血、端坐呼吸和夜间阵发性呼吸困难,还可出现心悸、头晕、乏力等心排血量不足的表现。

(二)体征

1.视诊

二尖瓣面容,面颊和口唇轻度发绀,右心衰竭者可见颈静脉怒张、肝大、腹水和双下肢水肿。

2.触诊

多数患者在心尖部能扪及舒张期震颤,右心室肥大者,心前区可扪及收缩期抬举样搏动。

3.听诊

心尖部第一心音亢进,舒张中期隆隆样杂音,在胸骨左缘第 3、4 肋间可闻及二尖瓣开放拍击音,肺动脉高压和右心衰竭者第二心音亢进、轻度分裂。

三、辅助检查

(一)心电图检查

心电图呈现电轴右偏、P 波增宽、呈双峰或电压增高,右束支传导阻滞或右心室肥大。病程长者常有心房颤动。

(二)X 线检查

X 线检查常见心房扩大。

(三)超声心动图检查

超声心动图为明确和量化诊断二尖瓣狭窄的可靠方法。

(四)食管超声检查

食管超声检查对检出左心房血栓的意义极大。

四、治疗

(一)非手术治疗

非手术治疗适用于无症状或心功能Ⅰ级的患者。注意休息,避免剧烈运动,控制钠盐摄入,并积极预防感染,定期(6～12 个月)复查,呼吸困难者口服利尿剂,避免和控制诱发急性肺水肿的因素,如急性感染、贫血等。

(二)手术治疗

1.适应证

心功能Ⅱ级以上且瓣膜病变明显者,需择期手术。心功能Ⅳ级、急性肺水肿、大咯血、风湿热活动和感染性心内膜炎等情况,原则上应积极内科治疗,病情改善后应尽早手术,如内科治疗无效,则应急诊手术,挽救生命。已出现心房颤动的患者,心功能进行性减退,易发生血栓栓塞,应尽早手术。

2.手术方法

经皮穿刺球囊导管二尖瓣交界扩张分离术,适用于单纯隔膜型和隔膜增厚型二尖瓣狭窄,瓣叶活动好、无钙化、无房颤以及左心房内无血栓者。

3.直视手术

在体外循环直视下行二尖瓣交界切开及瓣膜形成术。瓣膜重度纤维化、硬化、挛缩或钙化,病变严重、已无法修复者,则需切除瓣膜,行二尖瓣置换术。临床上使用的人工瓣膜有机械瓣膜、生物瓣膜两大类。

五、护理

(一)术前护理

1.限制患者活动量

促进休息,避免情绪激动。

2.改善循环功能

(1)注意观察心率和血压情况。

(2)吸氧,改善缺氧情况。

(3)限制液体摄入。

(4)遵医嘱应用强心、利尿、补钾药物,纠正心力衰竭。

3.加强营养

指导患者进食高热量、高蛋白及丰富维生素食物,以增强机体对手术的耐受力,限制钠盐摄入。低蛋白血症和贫血者,给予白蛋白、新鲜血输入。

4.预防感染

(1)指导患者戒烟。

(2)冬季注意保暖,预防呼吸道和肺部感染。

(3)保持口腔和皮肤卫生,避免黏膜和皮肤损伤。

(4)积极治疗感染灶,预防术后感染性心内膜炎的发生。

5.心理护理

许多患者因缺乏疾病和手术相关知识,对疾病和手术产生不确定感、恐惧,导致失眠,甚至诱发高血压、心律失常等,护士要从语言、态度、行为上与患者建立信任关系,鼓励患者说出自己的感受和问题,介绍疾病和手术相关知识,使患者积极配合治疗和护理。

(二)术后护理

1.加强呼吸道管理

(1)对留有气管插管的患者,及时吸痰和湿化气道。

(2)气管插管拔除后定期协助患者翻身、拍背,指导其咳嗽咳痰,保持气道通畅。

2.改善心功能和维持有效循环血容量

(1)加强病情观察:密切监测生命体征,如血压、心率;观察尿量、外周血管充盈情况和中心静脉压等变化;监测心电图变化,警惕出现心律失常。

(2)补充血容量:记录每小时尿量和24小时液体出入量;排除肾功能因素影

响,若尿量<1 mL/(kg·h),提示循环血容量不足,应及时补液,必要时输血,但术后24小时出入量应基本呈负平衡,血红蛋白一般维持在100 g/L左右。

(3)遵医嘱应用强心、利尿、补钾药物,对服用洋地黄的患者,注意观察,若发现心率慢、胃肠道不适、黄绿视等,立即通知医师。

(4)控制输液速度和输入量:使用血管活性药时应用输液泵或注射泵控制输液速度和输液量。

3.抗凝治疗

机械瓣置换术后的患者,必须终身不间断抗凝治疗;置换生物瓣的患者需抗凝3~6个月。行瓣膜置换术的患者,术后24~48小时即给予华法林抗凝治疗,抗凝治疗效果以凝血酶原时间活动度国际标准比值(INR)保持在2~2.5为宜。定期抽血查看INR,调整华法林的剂量。

4.并发症处理

(1)出血:①间断挤压引流管,观察并记录引流液的性状及量。若引流量持续2小时超过4 mL/(kg·h)或有较多血凝块,伴血压下降、脉搏增快、躁动、出冷汗等低血容量表现,考虑有活动性出血,及时报告医师,并积极准备再次开胸止血;②在服用华法林抗凝药物期间,应密切观察患者有无牙龈出血、鼻出血、血尿等出血征象,重者可出现脑出血,出现异常及时通知医师处理。

(2)动脉栓塞:抗凝不足的表现。警惕患者有无突发晕厥、偏瘫或下肢厥冷、疼痛、皮肤苍白等血栓形成或肢体栓塞的现象。

(三)健康指导

(1)疾病预防:注意个人及家庭卫生,减少细菌和病毒侵入。

(2)饮食指导:食用高蛋白、丰富维生素、低脂肪的饮食,少食多餐,避免过量进食加重心脏负担。

(3)休息与活动:避免劳累,根据心功能恢复情况,进行适当的户外活动,并逐渐增加活动量。

(4)遵医嘱服用强心、利尿、补钾及抗凝药物,并教会其观察药物的作用及不良反应。

(5)定期复查,术后半年内定期复查凝血酶原时间,根据结果遵医嘱调整用药。

第三节 二尖瓣关闭不全

二尖瓣关闭不全是指由二尖瓣瓣膜受损害、瓣膜结构和功能异常导致的瓣口关闭不全。病变只要累及二尖瓣的瓣环、瓣叶、腱索和乳头肌的任何一个或多个结构,均会产生关闭不全。半数以上的二尖瓣关闭不全的患者常合并二尖瓣狭窄。

一、病因

二尖瓣关闭不全病因复杂,主要由风湿性炎症累及二尖瓣所致,感染性心内膜炎可造成二尖瓣叶赘生物或穿孔,其他原因所致的腱索断裂、乳头肌功能不全或二尖瓣脱垂等均可造成二尖瓣关闭不全。

二、临床表现

(一)症状

病变轻、心功能代偿良好者可无明显症状,病变较重或病情较长者,常见症状为心悸、乏力、劳累后气促等。急性肺水肿和咯血较二尖瓣狭窄者少见,患者一旦出现以上临床症状,病情可在短时间内恶化。

(二)体征

(1)心尖冲动增强,并向右下移位。心尖部可闻及收缩期杂音,向腋部传导,第一心音减弱或消失,肺动脉瓣区第二心音亢进。

(2)晚期患者出现右心衰竭体征,如颈静脉怒张、肝大及周围水肿等。

三、辅助检查

(一)心电图检查

心电图常有电轴左偏、二尖瓣型 P 波、左心室肥大。

(二)X 线检查

X 线片可见左心房及左心室扩大。

(三)超声心动图及多普勒检查

超声心动图及多普勒检查可获取二尖瓣关闭不全的严重程度、左心室的功能及有无赘生物资料。

四、治疗

(一)非手术治疗

非手术治疗主要为药物治疗,包括洋地黄抑制剂、血管扩张剂和利尿剂等,可改善心功能和全身状况。

(二)手术治疗

症状明显、心功能改变、心脏扩大者均应及时在体外循环下实施直视手术。手术方法有2种。

1.二尖瓣修复成形术

二尖瓣修复成形术适用于瓣膜病变轻、活动度较好者。利用患者自身组织和部分人工代用品修复二尖瓣,以恢复瓣膜完整性。

2.二尖瓣替换术

二尖瓣替换术适用于二尖瓣损伤严重、不宜实施修复成形术者。

五、护理

参见二尖瓣狭窄护理措施。

第四节　主动脉瓣狭窄

主动脉瓣狭窄是风湿热累及主动脉瓣,导致瓣叶纤维化、增厚、粘连和挛缩,使瓣口狭窄的一种疾病。单纯主动脉瓣狭窄较少见,常合并主动脉瓣关闭不全和二尖瓣病变等。

一、病因

主动脉瓣狭窄多由风湿热累及主动脉瓣所致,也可由先天性狭窄或老年性主动脉瓣钙化所造成。

二、临床表现

(一)症状

轻度主动脉瓣狭窄者无明显症状。中度和重度狭窄者可表现为乏力、眩晕、心绞痛、劳累后气促、运动后昏厥、端坐呼吸、急性肺水肿,还可并发感染性心内膜炎,甚至猝死。

(二)体征

胸骨右缘第 2 肋间可扪及收缩期震颤。主动脉瓣区可闻及收缩期喷射性杂音,向颈部传导。主动脉瓣区第二心音延迟或减弱、重度狭窄者血压偏低、脉压小和脉搏细弱。

三、辅助检查

(一)心电图检查

心电图表现为左心室肥大劳损,可伴 ST-T 段改变。

(二)X 线检查

X 线片可见左心室肥大。

(三)超声心动图检查

超声心动图对明确诊断非常重要。其可了解主动脉瓣面积、跨瓣压差、左心室收缩和舒张功能等。

四、治疗

(一)非手术治疗

无症状的轻、中度狭窄者无手术指征可进行内科治疗。

(二)手术治疗

动脉瓣置换术为治疗成人主动脉瓣狭窄的主要方法。通过手术可以消除主动脉瓣跨瓣压力阶差,减轻左心室后负荷,缓解左心室肥厚。

(三)适应证

重度狭窄者伴心绞痛、昏厥或心力衰竭等症状应尽早实施手术。无症状的重度狭窄者,如伴有心脏进行性增大和(或)明显左心室功能不全,也需手术治疗。

(四)手术方式

常用手术方法包括以下类型。

(1)直视主动脉瓣切开术:适用于瓣膜柔软、弹性好的患者。

(2)主动脉瓣置换术:切除病变的瓣膜,进行人工瓣膜替换,适用于严重瓣膜病变或伴关闭不全的成年患者。

五、护理

(一)并发症护理

1.心律失常

主动脉瓣置换术后易发生室性心律失常,如室性期前收缩以及室速、室颤,后者为术后早期死亡的原因之一。

(1)电解质酸碱失衡,加强补钾、补镁,保持血钾在 $4\sim5$ mmol/L,血镁 $1.8\sim2.2$ mmol/L。

(2)心率≤80 次/分或出现室性期前收缩,即应用起搏器给予按需起搏,调整起搏心率在 $90\sim110$ 次/分,可控制室性期前收缩的出现,并能维持心排血量。

(3)持续静脉滴注利多卡因或微量泵入胺碘酮可有效控制室性心律失常。

(4)顽固性室性心律失常者,可应用主动脉内球囊反搏治疗,其效果显著。

2.左心功能不全

左心功能不全是主动脉瓣置换术后的常见并发症,特别是术前发生过充血性心力衰竭、右心室腔显著扩大的患者。观察患者有无呼吸困难、动脉血压低等左心功能不全的表现,应用正性肌力药物提高心肌收缩功能,扩血管药物减轻心脏负荷等综合治疗措施无改善者,及早应用主动脉内球囊反搏治疗。

(二)健康指导

1.生活指导

(1)倡导健康的生活方式,合理饮食,进食低盐、低胆固醇和高蛋白质饮食,多吃蔬菜水果,保持均衡饮食。

(2)少食多餐,切忌暴饮暴食。

(3)控制体重,养成定期锻炼的习惯,术后按照个体耐受和心功能恢复情况逐渐增加运动量。

(4)了解患者压力时生理和心理的表现,鼓励其积极应对来缓解压力。

(5)指导放松的技巧;养成良好的生活习惯,戒烟、少量饮酒、不熬夜、规律生活。

2.用药指导

出院前详细介绍患者用药的目的,药物的名称、剂量、用法、常见的不良反应、用药禁忌,告知患者及家属出现异常及时就诊。

3.复查指导

术后半年内定期复诊。

第五节　主动脉瓣关闭不全

主动脉瓣关闭不全是指由主动脉瓣瓣膜受损害引起瓣叶变形、纤维化、增厚、钙化,活动受限,影响瓣叶边缘对合,使瓣口关闭不全的一种疾病,常伴有不同程度的主动脉瓣狭窄。

一、病因

主动脉瓣关闭不全主要是由于风湿热和老年主动脉瓣变性钙化。此外,梅毒、感染性心内膜炎、马方综合征、先天性主动脉瓣畸形、主动脉夹层等也均可引起主动脉瓣关闭不全。

二、临床表现

(一)症状

轻度关闭不全、心脏功能代偿好的患者无明显症状。关闭不全早期表现为乏力、心悸、心前区不适、眩晕和头部强烈搏动感,重度关闭不全者常发生心绞痛、气促、阵发性呼吸困难、端坐呼吸或急性肺水肿。

(二)体征

1.心脏体征

心界向左下方增大,心尖部可见抬举性搏动。胸骨左缘第3、4肋间和主动脉瓣区可闻及叹息样舒张早、中期或全舒张期杂音,向心尖传导。

2.周围血管征

重度关闭不全者出现周围血管征,包括颈动脉搏动明显,水冲脉,股动脉枪击音,口唇、甲床毛细血管搏动征。

三、辅助检查

(一)心电图检查

心电图出现电轴右偏和左心室肥大、劳损。

(二)X线检查

X线片特征性表现是心影向左下扩大,呈"靴形"心,主动脉根部扩大。

(三)超声心动图检查

超声心动图可明确诊断及了解主动脉瓣反流程度、左心室大小及左心室功能等。

四、治疗

手术治疗主要为主动脉瓣置换术。若患者出现以下临床征象,如心绞痛、左心衰竭或心脏逐渐扩大,可在数年内死亡,故应尽早施行主动脉瓣置换术。

五、护理

参见主动脉瓣狭窄护理相关内容。

第六节 乳腺囊性增生

乳腺囊性增生是女性多发病,常见于中年妇女。乳腺囊性增生是乳腺组织的良性增生,可发生于腺管周围并伴有大小不等的囊肿形成;也可发生于腺管内,表现为不同程度的乳头状增生伴乳管囊性扩张;也有发生在小叶实质者,主要为乳管及腺泡上皮增生。

一、病因

本病的发生与内分泌失调有关。

(1)体内雌、孕激素比例失调,黄体素分泌减少、雌激素量增多导致乳腺实质增生过度和复旧不全。

(2)部分乳腺实质中女性雌激素受体的质与量的异常,致乳腺各部分发生不同程度的增生。

二、临床表现

(一)症状

乳房胀痛,部分患者具有周期性。表现为月经来潮前疼痛加重,月经结束后减轻或消失,有时整个月经周期都有疼痛。

(二)体征

一侧或双侧乳腺有弥漫性增厚,可呈局限性改变,多位于乳房外上象限,轻度触痛;乳房肿块也可分散于整个乳腺。肿块呈颗粒状、结节状或片状,大小不一,质韧而不硬,增厚区与周围乳腺组织分界不明显,与皮肤无粘连。

本病病程较长,发展缓慢。少数患者可有乳头溢液,呈黄绿色或血性,偶为无色浆液。

三、治疗

(一)非手术治疗

非手术治疗主要是观察和药物治疗。观察期间可用中药调理,如口服逍遥散 3～9 g,每天 3 次。若肿块无明显消退,或观察过程中对局部病灶有恶变可疑者,应切除并作快速病理检查。

(二)手术治疗

病理检查证实有不典型上皮增生,则可结合其他因素决定手术范围。

四、护理

(一)减轻疼痛

(1)心理护理:解释疼痛发生的原因,消除患者的思想顾虑,保持心情舒畅。
(2)用宽松乳罩托起乳房。
(3)按医嘱服用中药调理或其他对症治疗药物。

(二)定期检查

指导患者定期复查和乳房自我检查,以便及时发现恶性病变。

第七节 乳 腺 癌

乳腺癌是女性发病率最高的恶性肿瘤之一,也是女性最常见的癌症死亡原因。在我国,乳腺癌的发病率呈逐年上升趋势,部分城市报告乳腺癌占女性恶性肿瘤之首位。

一、病因

(1)家族史:一级亲属中有乳腺癌病史者,发病系数是普通人群的 2～3 倍。
(2)雌激素水平、避孕药物与乳腺癌的发生直接相关。

（3）乳房良性疾病与乳腺癌的关系尚有争论,多数认为乳腺小叶上皮高度增生或不典型增生可能与本病有关。

（4）初潮过早（<12 岁）,绝经过迟（>52 岁）,生育过晚（第一胎足月产>35 岁是乳腺癌的高危因素）。

（5）营养过度、肥胖、高脂饮食、环境及生活方式与乳腺癌的发生有一定的相关性。

二、临床表现

（一）乳房肿块

首发症状多为无意发现无痛性肿块,常位于外上象限,其次在乳头、乳晕和内上象限。肿块多单发、质硬、表面不光滑、活动欠佳、分界不清。

（二）乳房外形改变

1.酒窝征

肿瘤侵及 Cooper 韧带,可使其缩短而致表面皮肤凹陷,即所谓"酒窝征"。

2.乳头偏移或回缩

由肿瘤侵及乳管收缩所致。

3.橘皮征

肿瘤细胞堵塞皮肤和皮下淋巴管致使真皮水肿,毛囊处出现点状凹陷,似橘皮样。

三、晚期局部表现

（一）肿块固定

癌肿侵入胸筋膜和胸肌时,固定于胸壁不易推动。

（二）卫星结节、铠甲胸

癌细胞侵犯大片乳房皮肤时,皮肤表面出现多个坚硬小结或条索,呈卫星样围绕原发病灶。结节彼此融合、弥漫成片,可延伸至背部及对侧胸壁,致胸壁紧缩呈铠甲状,患者呼吸受限。

（三）皮肤破溃

肿瘤向外生长突破皮肤,形成坏死溃疡,易出血感染,有恶臭。

四、转移

(一)淋巴转移

最初多见于患侧腋下,少数散在、肿大的淋巴结质硬、无痛、可被推动,继之数目增多并融合成团,甚至与皮肤或深部组织粘连。

(二)血运转移

乳腺癌转移至肺、骨、肝时,可出现相应症状。肺转移者可出现胸痛、气急,骨转移者可出现局部骨疼痛,肝转移者可出现肝大或黄疸。

五、特殊类型的乳腺癌

(一)炎性乳腺癌

炎性乳腺癌多见于妊娠期或哺乳期的年轻妇女,表现为乳腺明显增大,皮肤充血、发红、发热,犹如乳腺炎;体检乳腺肿大发红发硬,多无局限性肿块。该类型乳癌发展快,预后极差。

(二)乳头湿疹样癌

初期表现为乳头刺痒、灼疼。后期表现为乳头处呈慢性湿疹样改变:发红、溃烂、潮湿、结痂,反复交替进行;局部有或无肿块。预后好、恶性程度低、转移少见。

六、治疗

以手术治疗为主,辅以化疗、放疗、内分泌、生物等综合治疗措施。

(一)手术治疗

手术治疗是最根本的治疗方法。

1.乳腺癌改良根治术

改良根治术有 2 种术式。

(1)保留胸大肌,切除胸小肌。

(2)保留胸大肌、胸小肌。该术式适用于Ⅰ期、Ⅱ期乳腺癌患者。目前已成为常用的手术方式。

2.保留乳房的乳腺癌切除术

完整切除肿块及肿块周围 1 cm 的组织,并行腋窝淋巴结清扫术。术后必须辅以放疗、化疗。适用于Ⅰ期、Ⅱ期乳腺癌患者。

3.乳腺癌根治术

切除整个乳房、胸大肌、胸小肌、腋窝及锁骨下淋巴结。

4.全乳房切除术

切除整个乳房,包括腋尾部及胸大肌筋膜。适用于原位癌、微小癌及年迈体弱不宜做根治术者。

5.乳腺癌扩大根治术

在传统根治术的基础上行胸廓内动、静脉及其周围淋巴结清除术。

(二)化疗

化疗是重要的全身性辅助治疗,可以提高生存率。一般主张术后早期应用,治疗期为 6 个月左右。

(三)放疗

放疗属局部治疗手段。可降低 Ⅱ 期以上患者的局部复发率。

(四)其他

还可以通过内分泌治疗和生物治疗方法治疗乳腺癌。

七、护理

(一)术前护理

1.心理护理

患者面对恶性肿瘤对生命的威胁、不确定的疾病预后、乳房缺失致外形受损、各种复杂而痛苦的治疗(手术、放疗、化疗等)、婚姻生活可能受影响等问题所产生的心理反应,护理人员应有针对性地进行心理护理。

2.终止妊娠或哺乳

妊娠期及哺乳期发生乳腺癌的患者应立即停止妊娠或哺乳,以减轻激素的作用。

3.术前准备
(1)备皮。
(2)麻醉前准备。
(3)药敏试验。

(二)术后护理

1.体位

术后麻醉清醒、血压平稳后取半卧位。

2.病情观察

术后严密观察生命体征的变化;观察切口敷料渗血、渗液情况。患者若感胸闷、呼吸困难,应及时报告医师。

3.伤口护理

(1)有效包扎:手术部位用弹力绷带加压包扎,使皮瓣紧贴胸壁,防止积液积气。包扎松紧度以能容纳一手指、能维持正常血运、不影响呼吸为宜。

(2)观察皮瓣血液循环:注意皮瓣颜色及创面愈合情况,正常皮瓣的温度较健侧略低,颜色红润,并与胸壁紧贴。

(3)观察患侧上肢远端血液循环:若手指发麻、皮肤发绀、皮温下降、动脉搏动不能扪及,提示腋窝部血管受压,应及时调整绷带的松紧度。

4.引流管护理

(1)保持有效的负压吸引。

(2)妥善固定引流管。

(3)保持引流通畅。

(4)观察引流液的颜色和量。

(5)拔管:术后4~5天,引流液转为淡黄色,每天量少于10 mL,创面与皮肤紧贴即可考虑拔管。

5.预防患侧上肢肿胀

(1)勿在患侧上肢测血压、抽血、做静脉或皮下注射等。

(2)保护患侧上肢:平卧时患肢下方垫枕抬高10°~15°,半卧位时屈肘90°放于胸腹部,下床活动时用吊带托起。

(3)促进肿胀消退:按摩患侧上肢或进行握拳、屈肘、伸肘运动,以促进淋巴回流。

(三)健康教育

1.活动

近期避免用患侧上肢搬动、提取重物,继续行功能锻炼。

2.避孕

术后5年内避免妊娠,以免促使乳腺癌复发。

3.放疗或化疗

放疗期间应注意保护皮肤。化疗期间定期检查肝、肾功能;加强营养,多食高蛋白、高维生素、高热量、低脂肪的食物,以增强机体的抵抗力。

4.乳房自我检查

20 岁以上的女性和术后患者应每月自查乳房 1 次,宜在月经结束后 2～3 天进行;乳腺癌患者一级亲属为高危人群,更要高度警惕。乳房自查方法如下。

(1)视诊:站在镜前以各种姿势观察双侧乳房的大小和外形是否对称;有无局限性隆起、凹陷;有无乳头回缩或抬高。

(2)触诊:仰卧位,被查侧的手臂枕于头下,对侧手指从乳房外上象限开始检查,依次为外上、外下、内下、内上象限,然后检查乳头、乳晕,最后检查腋窝有无肿块,乳头有无溢液。

第八节 乳房良性肿瘤

临床常见的乳房良性肿瘤为乳房纤维腺瘤和乳管内乳头状瘤。

一、乳房纤维腺瘤

乳房纤维腺瘤是女性常见的乳房良性肿瘤,好发年龄为 20～25 岁。

(一)病因

本病的发生与雌激素的作用活跃密切相关。

(二)临床表现

乳房纤维腺瘤主要为乳房肿块。肿块多发生于乳房外上象限,约 75％ 为单发,少数为多发。肿块增大缓慢,有似硬橡皮球的弹性感,表面光滑,易于推动。月经周期对肿块大小的影响不大。患者常无自觉症状,多为偶然扣及。

(三)辅助检查

1.乳房 X 线检查

用钼靶 X 线机所摄取的照片,使乳腺的一些细微结构和小病灶能在照片上清晰显示,钼靶 X 线检查已成为现在诊断乳腺病变最有效、最可靠的手段之一。

2.乳房超声检查

通过乳腺 B 超可以判断乳腺纤维瘤大小,同时也可以观察周围边缘是否清晰,是否存在一些不良的血流信号。乳腺纤维瘤检查结果比较理想,定期复查就可以,以每隔 6 个月复查 1 次乳腺 B 超为主。若是乳腺纤维瘤已经非常大,远超

1 cm,则需要以手术的方式切除乳腺纤维瘤,以防持续增大而发生恶变。

3.病理学检查

病理学检查是指空心针穿刺活检,切取活体组织检查,可以分辨疾病的良、恶性,具有确诊的功能。

(四)治疗

乳房纤维腺瘤癌变可能性很小,但有肉瘤变可能,故手术切除是唯一有效的治疗方法。因为妊娠可使纤维瘤增大,所以妊娠前后发现的乳房纤维腺瘤一般应手术切除,手术切除的肿块必须常规做病理学检查。

(五)护理

(1)告知患者乳房纤维腺瘤的病因及治疗方法。

(2)行肿瘤切除术后,嘱患者保持切口敷料清洁干燥。

(3)暂不手术者应密切观察肿块的变化,明显增大者及时到医院诊治。

二、乳管内乳头状瘤

乳管内乳头状瘤多见于40~50岁妇女,本病恶变率为6%~8%,75%发生在大乳管近乳头的壶腹部,瘤体很小,且有很多壁薄的血管,容易出血。

(一)病因

病因尚不明确,多数学者认为是由孕激素水平低下,雌激素水平增高所致。

(二)临床表现

一般无自觉症状,乳头溢出血性液为主要表现。因瘤体小,常不能触及;偶可在乳晕区扪及质软、可推动的小肿块,轻压此肿块常可见乳头溢出血性液。

(三)治疗

诊断明确者以手术治疗为主,行乳腺区切除术并做病理学检查,若有恶变应施行根治性手术。

(四)护理

(1)告知患者乳头溢液的病因、手术治疗的必要性,解除患者的思想顾虑。

(2)术后保持切口敷料清洁干燥,按时回院换药。

(3)定期回院复查。

第九节 胆 石 症

胆石症指发生在胆囊和胆管部位的结石,即胆囊结石和胆管结石,是胆道系统的常见病、多发病,女性发病率高于男性,比例为 2.57：1。

一、病因

(一)胆道感染

胆汁淤滞、细菌或寄生虫入侵胆道。

(二)胆道异物

虫卵或成虫尸体、手术线结、反流的食物残渣。

(三)胆道梗阻

胆汁淤滞,形成胆色素结石。

(四)代谢异常

(1)胆汁内主要成分:胆固醇、胆盐、卵磷脂。

(2)胆固醇代谢失调导致胆汁内胆固醇浓度升高、胆盐降低,3 种成分比例失调,胆固醇呈过饱和状态,沉淀而析出结晶,从而形成胆石。

(五)胆囊功能异常

胆囊收缩功能减退,胆囊内胆汁淤滞促进结石形成。

(六)其他因素

雌激素可促进胆汁中胆固醇过饱和;遗传因素亦与胆结石的成因有关。

二、临床表现

(一)胆囊结石

单纯性结石,无梗阻及感染时,常无临床症状或仅有轻微的消化系统症状,当结石嵌顿时可出现明显的症状和体征。

1.症状

(1)胆绞痛是胆囊结石的典型表现,突发性右上腹剧烈绞痛,阵发性加重,常放射至右肩背部,常于饱餐、进食油腻食物后和夜间发作。

(2)上腹隐痛:多数患者仅在进食油腻食物、工作紧张或疲劳时感觉上腹部或右上腹部隐痛,常被误诊为"胃病"。

2.体征

(1)腹部体征:有时可在右上腹触及肿大的胆囊,若合并感染,右上腹可有明显的腹膜刺激征。

(2)黄疸:是由胆管梗阻后胆红素逆流入血所致。

(二)胆管结石

取决于胆管有无梗阻、感染及其梗阻感染程度。当结石阻塞胆管并继发感染时,可表现为典型的 Charcot 三联征:腹痛、寒战高热和黄疸。

1.肝外胆管结石

(1)腹痛:发生在剑突下或右上腹部,呈阵发性绞痛,或持续性疼痛阵发性加剧,疼痛可向右肩背部放射。

(2)寒战高热:是胆管梗阻并继发感染后引起的全身性中毒症状。多发生于剧烈腹痛后,体温可高达 40 ℃,呈弛张热。

(3)黄疸:黄疸的程度取决于梗阻的程度与是否继发感染。

(4)消化道症状:多数患者有恶心、腹胀、嗳气、厌食油腻食物等表现。

2.肝内胆管结石

肝内胆管结石常与肝外胆管结石并存,其临床表现与肝外胆管结石相似。

三、治疗

(一)胆囊结石

1.非手术治疗

非手术治疗包括溶石治疗、体外冲击波碎石治疗、经皮胆囊碎石溶石治疗等方法,但这些方法危险性大、效果不确定。

2.手术治疗

胆囊切除术是治疗胆囊结石的最佳选择,无症状的胆囊结石不需要手术治疗,可观察和随访。

(1)适应证:①结石反复发作引起临床症状;②结石嵌顿于胆囊颈部或胆囊管;③胆囊壁增厚＞3 cm 伴有慢性胆囊炎;④结石数量多及结石直径≥3 cm;⑤伴有胆囊息肉(＞1 cm);⑥无症状,但胆结石已充满整个胆囊。

(2)手术方式:包括腹腔镜胆囊切除术(LC)、开腹胆囊切除术、小切口胆囊切除术。

(二)胆管结石

胆管结石及反复发作的肝内胆管结石以手术治疗为主。无明显症状的肝内胆管结石,一般不必治疗。手术原则为清除结石,解除梗阻或狭窄,消除感染灶,保持胆汁引流通畅。术后常放置 T 形引流管,主要目的包括以下几项。

(1)引流胆汁和减压:防止由胆汁排出受阻导致胆总管内压力增高、胆汁外漏引起胆汁性腹膜炎。

(2)引流残余结石:使胆道内残余结石,尤其是泥沙样结石通过 T 管排出体外。

(3)支撑胆道:防止胆总管切口瘢痕狭窄、管腔变小、粘连狭窄等。

(4)经 T 管行造影或胆道镜检查。

四、护理

(一)术前护理

1.病情观察

如患者出现寒战高热、腹痛、黄疸等情况,应考虑发生急性胆管炎,及时报告医师,积极处理。

2.缓解疼痛

禁用吗啡,以免引起 Oddi 括约肌痉挛。

3.改善和维持营养

"三高一低"饮食,即高蛋白、高碳水化合物、高维生素、低脂饮食。

4.维持体液平衡

监测电解质及酸碱平衡情况,合理安排补液的速度和顺序。

5.术前准备

(1)有黄疸和凝血机制障碍患者,按医嘱用药处理。

(2)拟行胆肠吻合手术者,术前 3 天口服肠道抗生素如甲硝唑等,术前 1 天清洁灌肠。

(3)拟行腹腔镜手术者,低脂饮食,尤其要注意脐部清洁。

(4)皮肤护理:禁用力搔抓引起皮肤损伤,用温水清洗或炉甘石洗剂擦拭局部。

(二)术后护理

1.病情观察

(1)注意有无出血及感染性休克征象。

(2)密切观察腹部体征及伤口渗出情况,注意有无胆汁渗漏和腹膜炎征象。

(3)肠蠕动恢复后,逐渐由流质饮食过渡到低脂正常饮食。

(4)注意观察黄疸程度、大便及尿液颜色变化。

2.营养支持

禁食水、胃肠减压的患者,通过静脉营养方式提供足够的热量、水、电解质等,以保证患者的基本营养供应。待胃肠功能恢复,拔出胃管后,根据病情给予无脂流食,逐步过渡到低脂饮食。

(三)T管引流护理

1.妥善固定

防止打折、扭曲、受压,避免脱落。将T管固定于腹壁,尽可能不固定在床上,严防因翻身、起床活动时牵拉而脱落。

2.保持引流通畅

(1)定时挤压引流管,保持通畅,定期消毒连接管及更换引流袋。

(2)引流袋放置的位置:患者平卧时,不能高于腋中线;下床活动,应低于腹部切口高度,防止胆汁反流逆行感染;引流袋放置也不宜太低,以免胆汁流失过度;长期引流易造成胆汁流失,影响脂肪消化和吸收,可口服胆盐。

3.观察并准确记录T管引流液颜色、性状及量

(1)观察有无鲜血或浑浊、碎石、肝吸虫及沉淀物,必要时送检和细菌培养。

正常成人每天分泌胆汁800~1 200 mL,呈黄绿色、清亮、无沉渣、有一定黏性,胆汁颜色异常观察如下。①草绿色:胆红素受到细菌作用或受到胃酸氧化;②白色:由于长期梗阻,胆色素和胆盐被吸收,由胆囊黏膜、胆管黏膜所分泌的黏性物质所代替;③红色:胆道内有出血;④脓性及有泥沙样混浊:胆道内感染严重及有泥沙样残余结石。

(2)术后24小时内引流量300~500 mL,色清亮,呈黄或黄绿色,以后逐渐减少至200 mL/d左右。

胆汁的量的观察如下。①多:肝细胞功能差;炎症感染后有炎性渗出液;胆肠吻合术后十二指肠液倒流;胆总管下端梗阻;②少:肝细胞坏死,没有制造胆汁功能;中毒性休克全身血容量低,导致肝血流量减少,胆汁分泌相对减少。

4.预防感染

严格无菌操作,定时冲洗;引流袋每天更换,引流管局部皮肤每天消毒。

5.拔管护理

(1)T 型管术后放置 14～21 天。

(2)体温正常,黄疸消失,胆汁减少至 200 mL/d,无结石残留可考虑拔管。

(3)拔管前,在饭前、饭后各夹闭管 1 小时,观察患者有无饱胀、腹痛、发热、黄疸出现;如未出现上述症状,全日夹管 2～3 天,再观察上述症状。

(4)闭管期间,患者无不适,先行 T 型管逆行胆道造影;之后开放引流造影剂 1 天后使造影剂完全排出,再次夹管 2～3 天,如无症状可拔管。

(5)拔管后,局部伤口填塞凡士林纱布,1～2 天后自行封闭。

(6)如造影发现结石残留,则需保留 T 型管 6 周以上,再作取石或其他处理。

(四)LC 术后护理

1.禁食

LC 术后禁食 6 小时,24 小时内饮食逐步由无脂流质、半流质过渡到低脂饮食。

2.腰背部酸痛护理

LC 术中需将 CO_2 注入腹腔形成气腹,达到术野清晰并保证腹腔镜手术操作所需空间的目的,术后腹腔中 CO_2 可聚集膈下产生碳酸,并刺激膈肌及胆囊创面而引起术后不同程度的腰背部、肩部疼痛,一般无需特殊处理,可自行缓解。

3.高碳酸血症护理

高碳酸血症主要表现为呼吸浅慢、$PaCO_2$ 升高。术后给予低流量吸氧,指导患者深呼吸,有效咳嗽,以促进 CO_2 排出。

(五)并发症的观察及预防

1.出血

出血包括腹腔出血和胆管内出血。腹腔出血,多发生于术后 24～48 小时,应加强预防和观察。胆管内出血术后早期及晚期均可发生。

2.胆瘘

胆瘘由胆管损伤、胆总管下端梗阻、T 管引流不畅等引起,主要表现为发热、腹胀和腹痛等腹膜炎症状,或腹腔引流液呈黄绿色胆汁样。

(六)健康教育

(1)饮食指导:低脂、高维生素易消化的饮食,忌油腻食物,避免饱餐。

(2)养成良好的工作、休息和饮食习惯,避免劳累和精神紧张。

(3)指导患者了解有关胆道疾病的知识,如出现腹痛、高热、黄疸,应及早来院诊治。

(4)T管留置者的家庭护理：①向患者和家属解释 T 管留置的意义和重要性。②患者尽量穿宽松柔软的衣服；避免盆浴，淋浴时用塑料薄膜覆盖置管处，保护引流管。③患者避免提举重物或过度活动，防止 T 管脱出，拉扯伤口。④指导患者及家属每天同一时间倾倒引流液，观察并记录引流液颜色、性状及量。⑤每天换药 1 次，保持置管处皮肤及伤口清洁干燥。⑥T 管若有异常或脱管、突然无液体流出时，应及时就医。

第十节　结 直 肠 癌

结肠癌和直肠癌是常见的消化道恶性肿瘤。在我国结直肠癌的发病率呈逐年上升的趋势，以 41～65 岁人群发病率高。

一、病因

确切病因尚未阐明，可能与以下因素有关。

(一)饮食习惯

结直肠癌的发生与高脂肪、高蛋白和低纤维饮食有一定相关性。此外，过多摄入腌制及油炸食品可增加肠道中的致癌物质，诱发结直肠癌。

(二)遗传因素

有 10%～15% 的结直肠癌患者存在家族史。

(三)癌前病变

多数结直肠癌来自腺瘤癌变，某些慢性炎症改变，如溃疡性结肠炎、克罗恩病及血吸虫性肉芽肿也被列为癌前病变。

二、临床表现

(一)结肠癌

1.排便习惯和粪便性状改变

排便习惯和粪便性状改变常为首先出现的症状，表现为大便次数增多、粪便不成形或稀便；当病情发展，出现部分肠梗阻时，可出现腹泻与便秘交替现象，由于癌肿表面常发生溃疡、出血及感染，故常表现为血性、脓性或黏液性粪便。

2.腹痛

腹痛也是常见的早期症状。为持续性隐痛或仅为腹部不适或腹胀感;当癌肿并发感染时或肠梗阻时腹痛加剧,甚至出现阵发性绞痛。

3.腹部肿块

肿块通常较硬,位于横结肠或乙状结肠的癌肿可有一定活动度。若癌肿穿透肠壁并发感染时,可表现为固定压痛性肿块。

4.肠梗阻

肠梗阻为中晚期症状。一般呈慢性、低位、不完全性肠梗阻,表现为便秘、腹胀,有时伴腹部胀痛或阵发性绞痛。当发生完全性梗阻时,症状加剧。

(二)直肠癌

早期仅有少量便血或排便习惯改变,当病程发展并伴感染时,才出现显著症状。

1.直肠刺激症状

由于癌肿刺激产生频繁便意,引起排便习惯改变,便前常有肛门下坠、里急后重和排便不尽感,晚期可出现下腹痛。

2.黏液血便

黏液血便最常见,80%~90%患者在早期即出现便血,癌肿破溃后,可出现血性或黏液性大便,严重感染时可出现脓血便。

3.肠腔缩窄症状

癌肿增大可引起肠腔缩窄,表现为肠蠕动亢进,腹痛、腹胀、粪便变细和排便困难等慢性肠梗阻症状。

4.转移症状

当癌肿穿透肠壁,侵犯前列腺、膀胱时可发生尿道刺激征、血尿、排尿困难等;浸润骶前神经则发生骶尾部、会阴部持续性剧痛、坠胀感。

三、治疗

手术切除是治疗结直肠癌的主要方法,同时辅以化疗、放疗等综合治疗。

(一)手术治疗

1.根治性手术

(1)结肠癌根治术包括:①右半结肠切除术,适用于盲肠、升结肠、结肠肝曲癌肿。切除范围包括10~20 cm的末端回肠、盲肠、升结肠、右半横结肠,以及相应的系膜、淋巴结(图 2-1)。②横结肠切除术,适用于横结肠中部癌。切除范围包括横结肠及其系膜、血管和淋巴结(图 2-2)。③左半结肠切除术,适用于结肠脾曲、降结肠癌、乙状结肠癌。切除范围包括左半横结肠、降结肠和部分或全部乙状结肠及其所属系膜、血管、淋巴结(图 2-3)。④乙状结肠切除术,要根据肿瘤的位置及乙状结肠的长短调整切除范围(图 2-4)。

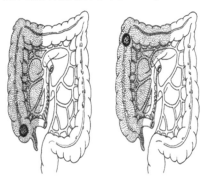

图 2-1　右半结肠切除范围

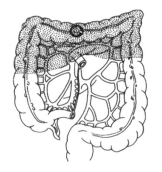

图 2-2　横结肠切除范围

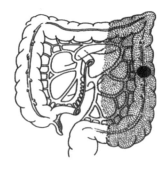

图 2-3　左半结肠切除范围

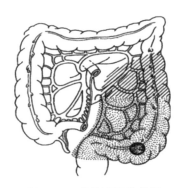

图 2-4　乙状结肠切除范围

（2）直肠癌根治术包括：①局部切除术，适用于瘤体小、分化程度高、局限于黏膜或黏膜下层的早期直肠癌。②腹会阴联合直肠癌根治术（Miles手术），适用于腹膜返折，出现贫血、消瘦、乏力、低热等全身性表现的直肠癌（图2-5）。③经腹腔直肠癌切除术（Dixon手术），适用于癌肿下缘距齿状线5 cm以上的直肠癌（图2-6）。其优点是保留了正常肛门及肛门括约肌。④经腹直肠癌切除、近端造口、远端封闭术。⑤直肠癌侵犯子宫时，可一并切除受侵犯的子宫，称为后盆腔脏器清扫；若直肠癌浸润膀胱，可行直肠和膀胱（男性）或直肠、子宫和膀胱切除，称为全盆腔清扫。近年来，腹腔镜下施行Miles手术和Dixon手术已成为主流术式，这两种式式可减小创伤和减轻患者痛苦，有利于术后恢复。

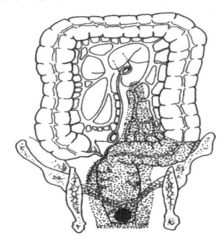

图2-5　Miles手术

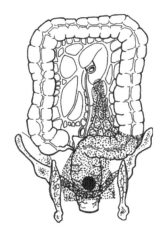

图2-6　Dixon手术

2.姑息性手术

姑息性手术适用于局部癌肿尚能切除,但已发生远处转移的晚期癌肿患者。

3.结肠癌并发急性肠梗阻

结肠癌患者并发急性闭袢性肠梗阻时,需在积极术前准备后行紧急手术,解除梗阻。

(二)非手术治疗

1.放疗

术前放疗可缩小癌肿体积、降低癌细胞活力及控制淋巴结转移;术后放疗多用于晚期癌肿,以降低局部复发率。

2.化疗

化疗用于处理残存癌细胞或隐性病变,以提高术后 5 年生存率。

3.其他治疗

其他治疗包括中医治疗、局部介入治疗、基因治疗、导向治疗和免疫治疗等。

四、护理

(一)术前护理

1.心理护理

关心体贴患者,尽量满足患者的合理要求,指导患者及其家属树立与病魔做斗争的信心。

2.饮食护理

术前应摄入高蛋白、高热量、高维生素、易消化的营养丰富的少渣饮食,纠正患者的贫血和低蛋白血症,提高其对手术的耐受性。

3.术前准备

(1)术前肠道准备包括以下几项。①传统肠道准备法:术前 3 天进少渣半流质饮食,术前 2 天起进流质饮食,术前 12 小时禁食、4 小时禁水;术前 2 天口服 15~20 g 硫酸镁;口服肠道抗生素,如甲硝唑等。②全肠道灌洗法:一般于术前 1 天进行肠道清洁,目前多采用全肠道灌洗法,直至排出的粪便呈无渣、清水样为止。③口服甘露醇肠道准备法:甘露醇被肠道大肠埃希菌分解,产生的大量气体,可进一步升高肠腔内压,从而达到有效腹泻、清洁肠道的目的。因甘露醇可被肠道中的细菌酵解,术中使用电刀时可引起爆炸,应予以注意。

(2)肠造口腹部定位包括以下几项。①定位要求:根据手术方式和患者的生活习惯选择合适的位置。②定位方法:医师/造口师选定造口位置做好标记。③阴道冲洗:女性患者术前3天行阴道冲洗。④其他:术前备皮、术晨留置胃管及尿管。

(二)术后护理

1.病情观察

术后每半小时测量血压、脉搏、呼吸,病情平稳后每小时测量1次,术后24小时病情平稳后延长间隔时间。

2.体位

病情平稳,可改半卧位,以利腹腔引流。

3.引流管护理

观察并记录引流液的色、质和量;根据引流液的量和性状调整负压大小,保持负压吸引通畅,避免管道脱落、受压、扭曲、堵塞等,及时清洁引流管周围皮肤,更换敷料。

4.饮食护理

(1)非造口患者:①术后早期禁食、胃肠减压;②48～72小时肛门排气、拔除胃管后,可饮少许温开水,若无腹胀、恶心、呕吐等不良反应,可进流质饮食,如米粥、瘦肉汤等;③术后1周改为少渣半流质饮食,2周左右可进少渣普食,注意补充高热量、高蛋白、低脂、维生素丰富的食品,如豆制品、蛋和鱼类等。

(2)造口患者:①进易消化的饮食;②调节饮食结构,少食洋葱、大蒜、豆类、山芋等可产生刺激性气味或胀气的食物,以高热量、高蛋白、丰富维生素的少渣食物为主;③避免食用易导致便秘的食物。

5.并发症预防及处理

(1)造口及其周围常见并发症的预防及处理如下。①造口出血:多由造口黏膜与皮肤连接处毛细血管或小静脉出血所致。量少时用纱布压迫止血;出血较多时用1‰肾上腺素浸湿纱布压迫止血;②造口缺血坏死:是肠造口手术后最严重的早期并发症,往往发生在术后24～72小时;③造口狭窄:术后瘢痕挛缩,可致造口狭窄,为避免造口狭窄,在造口拆线、愈合后,可用示指、中指轻轻插入以扩张造口,每天1次;④皮肤黏膜分离:肠造口处黏膜与腹壁皮肤的缝合处分离,多发生在术后1～3周;⑤粪水性皮炎:粪水接触皮肤而引起造口周围皮肤的糜烂,患者主诉皮肤烧灼样疼痛;⑥造口回缩:发生率约为6%,主要由于造口肠管游离过短,造口牵出受限,吻合张力过大;⑦造口脱垂:大多由乙状结肠保留过长、肠段固定欠牢固、腹内压升高等因素引起,重者需手术处理;⑧造口旁疝:多由造口位于腹直肌外、腹部力量薄弱或持续腹压增高等原因导致,严重者需外科手术治疗。

(2)术后并发症预防处理如下。①切口感染:保护腹壁切口,避免造口内排泄物污染腹壁切口,导致感染;保持会阴部清洁,对会阴部切口,可于术后4～7天以1∶5 000高锰酸钾温水坐浴,每天2次;遵医嘱应用抗生素;②吻合口瘘:术后注意观察患者有无腹痛、腹膜炎、腹腔脓肿等吻合口瘘的表现,一旦发现相关症状和体征,给予禁食、胃肠减压;腹腔灌洗和引流;肠外营养支持等。

(三)健康教育

1.疾病预防

定期进行体格检查,积极预防和治疗结直肠的各种慢性炎症及癌前病变,如结直肠息肉、腺瘤、溃疡性结肠炎、克罗恩病等。

2.饮食指导

保肛手术者应多吃新鲜蔬菜、水果,多饮水,避免高脂肪及辛辣、刺激性食物;行肠造口者则需注意控制粗纤维食物及胀气的食物。

3.活动与休息

适量体育锻炼,生活规律,保持心情舒畅,有条件者,可参加造口患者协会,学习、交流彼此的经验和体会。

4.指导患者行结肠造口灌洗

目的是洗出肠内积气、粪便,养成定时排便习惯,灌洗时间应较固定,达到人为控制排便的程度、养成相似于常人的习惯性排便行为。

5.定期复查

每3～6个月定期门诊复查,行放、化疗的患者,要定期检查血常规,当出现白细胞和血小板计数减少时,应及时暂停放、化疗。

第三章

妇科常见病护理

第一节 卵巢肿瘤

卵巢是人体内较小的器官,却是肿瘤的好发部位。除原发性肿瘤外,由其他器官转移来者亦不罕见。卵巢肿瘤是妇科常见的肿瘤,可发生于任何年龄。卵巢肿瘤可以有各种不同的形态和性质。近 40 年来,卵巢恶性肿瘤发病率增加 2～3 倍,并有逐渐上升趋势,是女性生殖器常见的三大恶性肿瘤之一。卵巢癌已成为当今妇科肿瘤中对妇女生命和健康威胁最大的肿瘤。

一、病因

20%～25%的卵巢恶性肿瘤患者有家族史;卵巢癌的发病还可能与高胆固醇饮食、内分泌因素有关,这 2 种为卵巢肿瘤发病的高危因素。

二、常见的卵巢肿瘤及病理特点

(一)卵巢上皮性肿瘤

卵巢上皮性肿瘤占原发性卵巢肿瘤的 50%～70%,其恶性类型占卵巢恶性肿瘤的 85%～90%,是最常见的卵巢肿瘤。卵巢上皮性肿瘤有良性、交界性和恶性之分。

1.浆液性囊腺瘤

浆液性囊腺瘤较为常见,约占卵巢良性肿瘤的 25%,多为单侧,圆球形,大小不等,表面光滑,囊内充满淡黄清澈浆液。浆液性囊腺瘤分为单纯性及乳头状两型。

2.交界性浆液性囊腺瘤

交界性浆液性囊腺瘤较少在囊内乳头状生长,多向囊外生长,预后好。

3.浆液性囊腺癌

浆液性囊腺癌是最常见的卵巢恶性肿瘤,占卵巢上皮性癌的 75%。多为双侧,体积较大,半实质性,囊壁有乳头生长,囊液浑浊,有时呈血性。肿瘤生长速度快,预后差。

4.黏液性囊腺瘤

黏液性囊腺瘤约占卵巢良性肿瘤的 20%,恶变率为 5%~10%,是人体中生长最大的一种肿瘤。多为单侧多房性,肿瘤表面光滑,灰白色,囊液呈胶冻样。癌壁破裂,黏液性上皮种植在腹膜上继续生长,并分泌黏液,形成腹膜黏液瘤。

5.交界性黏液性囊腺瘤

交界性黏液性囊腺瘤一般大小,多为单侧,表面光滑,常为多房。切面见囊壁增厚,有实质区和乳头状形成。

6.黏液性囊腺癌

黏液性囊腺癌约占卵巢恶性肿瘤的 20%,多为单侧,瘤体较大,囊壁可见乳头或实质区,囊液浑浊或为血性。

(二)卵巢生殖细胞肿瘤

好发于青少年及儿童,青春期前患者占 60%~90%,绝经后期患者仅占 4%。

1.畸胎瘤

畸胎瘤由多胚层组织构成,偶见只含一个胚层成分。肿瘤组织多数成熟,少数不成熟。无论肿瘤质地呈囊性或实质性,其恶性程度均取决于组织分化程度。

(1)成熟畸胎瘤:又称皮样囊肿,属于卵巢良性肿瘤,占卵巢肿瘤的 10%~20%、生殖细胞肿瘤的 85%~97%、畸胎瘤的 95% 以上。可发生于任何年龄,以 20~40 岁居多。任何一种组织成分均可恶变,形成各种恶性肿瘤。恶变率为 2%~4%,多发生于绝经后妇女。

(2)未成熟畸胎瘤:是恶性肿瘤,占卵巢畸胎瘤的 1%~3%。多发生于青少年,年龄多在 11~19 岁,其转移率及复发率均高。

2.无性细胞瘤

无性细胞瘤属中等恶性的实性肿瘤,占卵巢恶性肿瘤的 5%,主要发生于青春期及生育期妇女。多为单侧,右侧多于左侧,中等大小,包膜光滑。对放疗特别敏感。

3.卵黄囊瘤

卵黄囊瘤又名内胚窦瘤,占卵巢恶性肿瘤的 1%,属高度恶性肿瘤,多见于儿童及青少年。多数为单侧、体积较大,易发生破裂。该肿瘤生长迅速,易早期转移,预后差,但对化疗敏感,既往平均生存时间仅 1 年,现经手术及联合化疗后预后有所改善。

(三)卵巢性索间质肿瘤

卵巢性索间质肿瘤占卵巢肿瘤的 4.3%～6%,该类肿瘤常有内分泌功能,故又称为卵巢功能性肿瘤。

1.颗粒细胞瘤

颗粒细胞瘤是最常见的功能性肿瘤,成人颗粒细胞瘤占 95%,可发生在任何年龄,45～55 岁为发病高峰,属于低度恶性肿瘤。肿瘤能分泌雌激素,故有女性化作用。青春期前的患者可出现性早熟;育龄期患者出现月经紊乱;绝经后患者则有不规则阴道流血,常合并子宫内膜增生过长甚至发生癌变。一般预后较好,5 年生存率达 80% 以上,但仍有远期复发倾向。

2.卵泡膜细胞瘤

卵泡膜细胞瘤属良性肿瘤,多为单侧,大小不一,质硬,表面光滑。由于可分泌雌激素,故有女性化作用,常与颗粒细胞瘤合并存在。常合并子宫内膜增生,甚至子宫内膜癌。约占卵巢浆液性囊腺瘤的 10%。

3.纤维瘤

纤维瘤为较常见的卵巢良性肿瘤,占卵巢肿瘤的 2%～5%,多见于中年妇女。肿瘤多为单侧,中等大小,表面光滑或结节状,切面灰白色,实性,坚硬。

4.支持细胞-间质细胞瘤

支持细胞-间质细胞瘤也称睾丸母细胞瘤,多发生于 40 岁以下妇女,罕见。

5.卵巢转移性肿瘤

体内任何部位的原发性癌均可能转移到卵巢,乳腺、胃、肠、生殖道、泌尿道等是常见的原发肿瘤器官。大部分卵巢转移性肿瘤的治疗效果不佳,恶性程度高,预后极差。

三、临床表现

(一)卵巢良性肿瘤

卵巢良性肿瘤初期较小,患者多无症状,常在妇科检查时偶然发现。当肿瘤增长至中等大小时,患者可感腹胀或扪及肿块。较大的肿瘤占满盆腔时可出现压迫症状,如尿频、便秘、气急、心悸等。

(二)卵巢恶性肿瘤

卵巢恶性肿瘤早期多无自觉症状,出现时往往病情已属晚期。由于肿瘤生长迅速,短期内可有腹胀,腹部肿块及腹水。症状轻重取决于肿瘤大小、位置、侵犯邻近器官程度、有无并发症及组织学类型。若肿瘤向周围组织浸润或压迫神经则可引起腹痛、腰痛或下腹疼痛;压迫盆腔静脉可出现水肿;患功能性肿瘤者可出现不规则阴道流血或绝经后阴道流血症状。晚期患者呈明显消瘦、贫血等恶病质现象。

四、辅助检查

(一)妇科检查

随着卵巢肿瘤增大,通过妇科双合诊或三合诊检查通常发现:阴道穹隆部饱满,可触及瘤体下极,子宫体位于肿瘤的侧方或前后方;子宫旁一侧或双侧扪及囊性或实性包块;表面光滑或高低不平;活动或固定不动。通过盆腔检查可以评估卵巢肿块的质地、大小、单侧或双侧、活动度、肿瘤与子宫及周围组织的关系,初步判断有无恶性可能。

(二)B超检查

B超可检测肿瘤的部位、大小、形态及性质,从而对肿块来源做出定位;并能鉴别卵巢肿瘤、腹水和结核性包裹性积液。临床诊断符合率＞90%,但直径＜1 cm 的实性肿瘤不易测出。

(三)腹腔镜检查

腹腔镜检查可直视肿物的大体情况,必要时在可疑部位进行多点活检,抽吸腹腔液行细胞学检查。

(四)细胞学检查

通过腹水和胸腔积液找癌细胞,有助于进一步确定Ⅰ期患者的临床分期及选择治疗方案。

(五)细针穿刺活检

用长细针(直径 0.6 mm)经阴道或直肠直接刺入肿瘤,在真空情况下抽吸,边抽边退出穿刺针,将抽得的组织或液体立即作涂片或病理切片检查明确诊断。

(六)放射学诊断

卵巢畸胎瘤行腹部平片检查,可显示牙齿及骨质等。淋巴造影可判断有无淋巴道转移,通过 CT 检查能清晰显示肿块。

(七)肿瘤标志物

通过免疫学、生物化学等方法测定患者血清中的肿瘤标志物,用于辅助诊断及病情监测。但目前尚无任何一种肿瘤标志物属于某肿瘤所特有,各种类型卵巢肿瘤可具有相对较特殊的标志物,可用于辅助诊断及病情监测。

1.血清 CA125

血清 CA125 敏感性较高,特异性较差。80％卵巢上皮性癌患者血清 CA125 水平升高;90％以上患者 CA125 水平与病情缓解或恶化相关,因此可以用于监测病情。

2.血清 AFP

血清 AFP 对卵黄囊瘤有特异性诊断价值,对未成熟畸胎瘤、混合性无性细胞瘤中含卵黄囊成分者有协助诊断意义。

3.HCG

HCG 对原发性卵巢绒毛膜癌有特异性。

4.性激素

颗粒细胞瘤、卵泡膜细胞瘤产生较高水平雌激素,浆液性、黏液性囊腺瘤等有时也可以分泌一定量雌激素。

五、并发症

(一)蒂扭转

蒂扭转为妇科常见的急腹症,约 10％卵巢肿瘤发生蒂扭转。患者体位突然改变或向同一方向连续转动时,妊娠期或产褥期由于子宫大小、位置的改变均易促发蒂扭转。发生急性蒂扭转后静脉回流受阻,瘤内极度充血,致瘤体迅速增大,后因动脉流血受阻,瘤体发生坏死变为紫黑色,可破裂和继发感染。

患者的典型症状为突然发生一侧下腹剧痛,常伴恶心、呕吐甚至休克,由腹膜牵引绞窄所致。盆腔检查可触及张力较大的肿物,压痛以瘤蒂处最剧烈,并有肌紧张。若为不全扭转者有时可自然复位,腹痛也随之缓解。蒂扭转一经确诊应尽快手术。

(二)破裂

约有 3％卵巢肿瘤发生破裂,有外伤性破裂和自发性破裂 2 种。症状轻重取决于囊肿的性质及流入腹腔的囊液量,轻者仅感觉轻度腹痛,重者表现为剧烈腹痛、恶心、呕吐以致腹膜炎及休克。妇科检查可发现腹部压痛、腹肌紧张,可有腹水征,原有的肿块摸不到或扪及缩小的低张肿块。怀疑肿瘤破裂时应立即剖腹探查。

(三)感染

感染较少见,多由肿瘤扭转或破裂后与肠管粘连引起,也可来源于邻近器官感染灶如阑尾脓肿扩散。患者表现为发热、腹痛、肿块、腹部压痛、反跳痛、肌紧张及白细胞计数升高等腹膜炎征象。

(四)恶变

肿瘤迅速生长尤其双侧性应考虑有恶变可能,诊断后应尽早手术。

六、治疗

原则上卵巢肿瘤一经确诊首选手术治疗。手术范围取决于肿瘤性质、病变累及范围和患者年龄、生育要求、对侧卵巢情况以及手术的耐受力等。较小的卵巢良性肿瘤采用腹腔镜手术,恶性肿瘤多采用剖腹手术。

(一)良性肿瘤

年轻、单侧良性卵巢肿瘤者应行患侧卵巢肿瘤剥除术或卵巢切除术,保留患侧正常卵巢组织和对侧正常卵巢;双侧良性肿瘤者应行肿瘤剥除术。绝经后期妇女宜行子宫及双侧卵巢切除术,术中需判断卵巢肿瘤的良、恶性,必要时做冰冻切片组织学检查,明确肿瘤的性质以确定手术范围。

(二)交界性肿瘤

交界性肿瘤主要采用手术治疗。年轻希望保留生育功能的Ⅰ期患者,可以保留正常的子宫和对侧卵巢。

(三)恶性肿瘤

恶性肿瘤以手术为主,辅以放、化疗等综合治疗。晚期卵巢癌患者行肿瘤细胞减灭术,其目的是切除所有原发灶,尽可能切除所有转移灶,使残余肿瘤的直径越小越好。

(四)卵巢肿瘤并发症属急腹症

此症一旦确诊立即手术。怀疑卵巢瘤样病变且囊肿直径<5 cm者可进行随访观察。

七、护理

(一)提供支持,协助患者应对压力

(1)为患者提供表达情感的机会和环境。经常巡视病房,用一定时间(至少10分钟)陪伴患者,详细了解患者的疑虑和需求。

(2)评估患者焦虑的程度,告知应对压力的技巧;耐心向患者讲解病情,解答患者的提问;安排已康复患者分享感受,增强治愈信心。

(3)鼓励患者尽可能参与护理活动,接受患者无破坏性的应对压力方式,以维持其独立性和生活自控能力。

(4)鼓励家属参与照顾患者,为他们提供单独相处的时间及场所,增进家庭成员间的互动。

(二)协助患者接受各种检查和治疗

(1)向患者及家属介绍将经历的手术经过、可能实行的各种检查,取得主动配合。

(2)协助医师完成各种诊断性检查,如为放腹水者备好腹腔穿刺用物,协助医师完成操作。在放腹水过程中,严密观察、记录患者的生命体征变化、腹水性质及出现的不良反应;一次放腹水 3 000 mL 左右,不宜过多,以免腹压骤降,发生虚脱,放腹水速度宜缓慢,后用腹带包扎腹部。发现不良反应及时报告医师。

(3)使患者理解手术是卵巢肿瘤最主要的治疗方法,解除患者对手术的种种顾虑。按腹部手术患者的护理内容认真做好术前准备和术后护理,同时需要为巨大肿瘤患者准备沙袋加压腹部,以防腹压骤然下降出现休克。

(4)需放、化疗者,为其提供相应的护理活动。

(三)健康教育

1.手术患者的健康教育

(1)指导术后患者执行腹部肌肉增强运动,以加强因手术而影响的肌肉力量。

(2)术后 2 个月内避免提举重物,防止正在愈合的腹部肌肉用力,并应逐渐加强腹部肌肉的力量。

(3)避免从事会增加盆腔充血的活动,如跳舞、久站等,因盆腔组织的愈合需要良好的血液循环。

(4)未经医师同意,避免阴道冲洗和性生活,否则会影响阴道伤口愈合并引起感染。

(5)出现阴道流血、异常分泌物时应及时报告医师。

(6)告知患者按医嘱如期返院接受追踪检查。

2.做好随访工作

(1)卵巢非赘生性肿瘤直径＜5 cm 者,应定期(3～6 个月)接受复查并详细记录。

(2)手术后患者根据病理报告结果配合治疗:良性者术后 1 个月常规复查;恶性肿瘤患者常需辅以化疗,但尚无统一化疗方案,多按组织类型制订不同化疗方案,疗程多少因个案情况而异,护士应配合家属督促、协助患者克服实际困难,努力完成治疗计划以提高疗效。

(3)卵巢癌易于复发,患者需长期接受随访和监测。随访时间:术后 1 年内,每月 1 次;术后第 2 年,每 3 个月 1 次;术后 3~5 年视病情每 4~6 个月 1 次;5 年以上者,每年 1 次。随访内容包括临床症状与体征、全身及盆腔检查、B 超检查等,必要时做 CT 或 MRI 检查;根据病情需要测定血清 CA125、AFP、HCG 等肿瘤标志物。

3.加强预防保健意识

(1)大力宣传卵巢癌的高危因素,提倡高蛋白、富含维生素 A 的饮食,避免高胆固醇饮食,高危妇女宜预防性口服避孕药。

(2)积极开展普查普治工作,30 岁以上妇女每年应进行一次妇科检查,高危人群不论年龄大小最好每半年接受一次检查,必要时进行 B 超检查和检测血清 CA125 等肿瘤标志物。

(3)卵巢实性肿瘤或囊性肿瘤直径>5 cm 者应及时手术切除。盆腔肿块诊断不清或治疗无效者宜及早行腹腔镜检查或剖腹探查。

(4)凡乳腺癌、子宫内膜癌、肠胃癌等患者,术后随访中应定期接受妇科检查,以确定有无卵巢转移癌。

第二节　子宫肌瘤

子宫肌瘤是女性生殖器官中最常见的良性肿瘤,多见于育龄期妇女。据尸检统计,30 岁以上的妇女约 20%患有子宫肌瘤,但因患者多无或少有临床症状,所以临床报道的子宫肌瘤发病率远低于实际发病率。

一、病因

确切的发病因素尚不清楚,一般认为其发生和生长可能与女性性激素长期刺激有关。此外,由于卵巢功能、激素代谢均受高级神经中枢的调节控制,故有人认为神经中枢活动对肌瘤的发病也可能起作用。

二、分类

按肌瘤生长部位可分为子宫体部肌瘤和子宫颈部肌瘤,前者尤为常见,约占90％。根据肌瘤与子宫壁的不同关系,可分为肌壁间肌瘤、浆膜下肌瘤、黏膜下肌瘤3类。

子宫肌瘤常为多发性,有时几种类型的肌瘤可以同时发生在同一子宫上,称为多发性子宫肌瘤。

三、临床表现

多数患者无明显症状,仅在体检时偶尔发现,常见症状如下。

(1)月经改变。

(2)下腹部肿块。

(3)白带增多。

(4)腹痛、腰酸、下腹坠胀。

(5)压迫症状:肌瘤增大时可压迫邻近器官,患者出现相应器官受压的各种症状,如尿频、尿急、便秘等。

(6)不孕或流产:子宫肌瘤可能影响精子进入宫腔;宫腔变形、子宫内膜充血等可妨碍受精、孕卵着床,造成不孕或流产。

四、治疗

根据患者的年龄、症状、肌瘤大小和数目、生长部位及生育功能的要求等情况进行全面分析后选择处理方案。

(一)保守治疗

1.随访观察

肌瘤小、症状不明显,或已近绝经期的妇女,可每3～6个月定期复查,加强随访观察,必要时再考虑进一步治疗措施。

2.药物治疗

肌瘤<2个月、妊娠子宫大小、症状不明显或较轻者,尤其近绝经期或全身情况不能手术者,在排除子宫内膜癌的情况下,可采用药物对症治疗。

(二)手术治疗

手术仍然是目前子宫肌瘤的主要治疗方法,适应证包括:①月经过多致继发贫血,药物治疗无效者;②严重腹痛、性交痛或慢性腹痛、有蒂肌瘤扭转引起的急性腹痛者;③有膀胱直肠压迫症状者;④能确定肌瘤是不孕或反复流产的唯一原因者;⑤肌瘤生长较快,怀疑有恶变者。

手术可经腹、经阴道或采用宫腔镜及腹腔镜进行,术式包括以下几类。

1.肌瘤核除术

年轻又希望保留生育功能的患者,术前排除子宫及宫颈的癌前病变后可考虑经腹或腹腔镜下核除肌瘤,保留子宫。

2.子宫切除术

肌瘤大、个数多、临床症状明显者,或经保守治疗效果不明显、又无需保留生育功能的患者可行全子宫切除术。术前应行常规检查排除宫颈恶性病变;术中根据具体情况决定是否保留附件。

3.其他

随着医学科学的发展,目前出现了许多新的微创手段,例如冷冻疗法、射频消融技术、高强度聚焦超声、子宫动脉栓塞术等,各有优缺点,疗效还不确定。

五、护理

(一)提供信息,增强信心

(1)详细了解患者所具备的子宫肌瘤的相关知识及错误概念,通过连续性护理活动与患者建立良好的护患关系,讲解有关疾病的知识,纠正其错误认识。

(2)为患者提供表达内心顾虑、恐惊、感受和期望的机会与环境,帮助患者分析住院期间及出院后可被利用的资源及支持系统,减轻无助感。

(3)使患者确信子宫肌瘤属于良性肿瘤,并非恶性肿瘤的先兆,通常不会出现其他问题,消除其不必要的顾虑,增强康复信心。

(二)积极处理,缓解不适

(1)出血多需住院治疗者,应严密观察并记录其生命体征变化情况。

(2)协助医师完成血常规及凝血功能检查,测血型、交叉配血以备急用。

(3)注意收集会阴垫,评估出血量。

(4)按医嘱给予止血药和子宫收缩剂,必要时输血、补液、抗感染或行刮宫术止血;维持正常血压并纠正贫血状态。

(5)巨大肌瘤患者出现局部压迫致尿、便不畅时应予以导尿,或用缓泻剂软化粪便,或番泻叶 2～4 g 冲饮,以缓解尿潴留、便秘症状。

(6)需接受手术治疗者,按腹部及阴道手术患者常规进行护理。若肌瘤脱出阴道内,应保持局部清洁,防止感染。

(三)鼓励患者参与决策过程

(1)根据患者能力提供疾病的治疗信息,允许患者参与决定自己的护理和治疗方案。

(2)帮助患者接受目前的健康状况,充分利用既往解决困难的有效方法,由患者评价自己的行为、认识自己的能力。

(四)子宫肌瘤合并妊娠者的护理

子宫肌瘤合并妊娠占肌瘤患者的 0.5%～1%,占妊娠患者的 0.3%～0.5%,子宫肌瘤合并妊娠者应该及时就诊,主动接受并配合医疗指导。子宫肌瘤合并中晚期妊娠者需要定期接受孕期检查,多能自然分娩,不需急于干预;但要警惕妊娠期及产褥期肌瘤容易发生红色变性的临床表现,同时应积极预防产后出血;若肌瘤阻碍胎先露下降或致产程异常发生难产时,应按医嘱做好剖宫产术前准备及术后护理。

(五)健康教育

(1)护士要努力使接受保守治疗的患者明确随访时间、目的及联系方式,主动配合按时接受随访指导。

(2)向接受药物治疗的患者讲明药物名称、用药目的、剂量、方法、可能出现的不良反应及应对措施。

(3)手术患者的健康教育:同卵巢肿瘤手术患者健康教育。

第三节　子宫颈癌

子宫颈癌是最常见的妇科恶性肿瘤之一,原位癌的高发年龄为 30～35 岁,浸润癌为 50～55 岁,严重威胁妇女的生命健康。近 40 年来,由于国内外普遍采用子宫颈细胞学筛查方法,对患病妇女基本上做到了早期发现、早期诊断和早期治疗,有效地控制了子宫颈癌的发生和发展,使子宫颈癌的发病率和死亡率已有明显下降。但目前国内仍有相当高的死亡率,必须引起高度重视。

一、病因

子宫颈癌的发病因素目前尚不清楚。多种迹象表明,宫颈癌的发病可能由多种因素综合引起的,至于各种因素间有无协同或对抗作用,尚待进一步研究。

国内外大量临床和流行病学资料表明与以下因素有关。

(一)不良性行为及婚育史

早婚、早育、多产以及有性乱史者宫颈癌的发病率明显增高,初次性生活<16岁者发病的危险性是20岁以上的2倍,可能与青春期宫颈发育尚未成熟,对致癌物比较敏感有关。分娩次数增多,致使宫颈创伤概率增加;妊娠及分娩的内分泌及营养变化使患宫颈癌的危险性增加。

(二)病毒感染

人乳头瘤病毒感染(CHPV)是宫颈癌的主要危险因素。应用核酸杂交技术检测发现90%以上宫颈癌患者伴有HPV感染,其中以HPV-16及HPV-18型最常见。此外单纯疱疹病毒Ⅱ型及人巨细胞病毒等也可能与宫颈癌发生有关,可能由妊娠期妇女免疫功能低下、病毒活性增强所致。

(三)其他

吸烟可抑制机体的免疫功能,增加感染率。宫颈癌发病率还与经济状况、种族和地理因素有关。近年来还发现,应用屏障避孕法可降低宫颈癌发病的危险性。

二、临床表现

早期患者常无明显症状和体征,随着病变发展可出现以下表现。

(一)阴道流血

宫颈癌发展到一定时期阴道可出现流血症状。

(二)阴道排液

阴道排液多发生在阴道流血后,患者有白色或血性、稀薄如水样或米泔样排液,伴有腥臭味。晚期癌组织坏死继发感染时则出现大量脓性或米汤样恶臭白带。

(三)疼痛

此为晚期症状,表示宫颈旁已有明显浸润。

三、辅助检查

(一)盆腔检查

通过双合诊可见不同临床分期患者的局部体征。

(二)子宫颈刮片细胞学检查

子宫颈刮片细胞学检查是普查常用的方法,也是目前发现宫颈癌前期病变和早期宫颈癌的主要方法。

(三)碘试验

正常宫颈阴道部鳞状上皮含有丰富的糖原,可被碘液染成棕色。宫颈管柱状上皮、瘢痕、宫颈糜烂部位及异常鳞状上皮区均无糖原,故不着色。采用碘试验法,将碘液涂抹宫颈及阴道穹隆部,观察着色情况,可检测 CIN,识别宫颈病变的危险区,在碘不着色区取材行活检可提高诊断率。

(四)阴道镜检查

凡宫颈刮片细胞学检查异常、鳞状上皮内瘤变者,均应在阴道镜检查下选择可疑癌变区行宫颈活组织检查以提高诊断正确率。

(五)宫颈和宫颈管活体组织检查

宫颈和宫颈管活体组织检查是确诊宫颈癌前期病变和宫颈癌的最可靠方法。选择宫颈鳞-柱状细胞交接部 3、6、9 和 12 点处取 4 点活体组织送检,或在碘试验、阴道镜指导下或肉眼观察可疑区取多处组织进行切片检查。

(六)宫颈锥切术

宫颈锥切术适用于宫颈刮片检查多次阳性而宫颈活检阴性者;或宫颈活检为原位癌需要确诊者。

四、病理

按宫颈病变的发生和发展过程可分为宫颈上皮内瘤变(CIN)和宫颈浸润癌。

(一)宫颈上皮内瘤变

CIN 分为以下 3 级。

Ⅰ级:即轻度不典型增生。上皮 1/3 层细胞核增大,核染色稍加深,核分裂象少,细胞极性正常。

Ⅱ级:即中度不典型增生。上皮下 1/3～2/3 层细胞核明显增大,核质比例增大,核深染,核分裂象较多,细胞极性尚存在。

Ⅲ级:即重度不典型增生和原位癌。病变细胞几乎或全部占据上皮全层,细胞核异常增大,核形不规则,核质比例显著增大,染色较深,核分裂象增多,细胞排列紊乱,极性消失。原位癌的基本特点是癌细胞仅限于上皮内,基底膜完整,无间质浸润。

(二)宫颈浸润癌

CIN 形成后随着病变继续发展,癌细胞突破上皮下基底膜并浸润间质形成宫颈浸润癌。子宫颈移行带上皮化生过度活跃,并在致癌因素的作用下也可形成宫颈浸润癌。

1.鳞状细胞浸润癌

(1)目检:微小浸润癌经肉眼观察无明显异常,或类似宫颈柱状上皮异位。随着病程的发展,表现为以下 4 种类型。

外生型:又称菜花型,此类最常见。癌组织向外生长,最初呈息肉样或乳头状隆起,继而发展为向阴道内突出的菜花样赘生物,质脆易出血。癌瘤体积大,较少浸润宫颈深部组织及宫旁组织。

内生型:又称浸润型。癌组织向宫颈深部组织浸润,宫颈肥大、质硬,表面光滑或仅有表浅溃疡,整个宫颈段膨大如桶状;常累及宫旁组织。

溃疡型:不论外生型或内生型病变进一步发展,癌组织坏死脱落,可形成溃疡或空洞,形如火山口。

颈管型:癌灶发生在子宫管内,常侵入宫颈管及子宫峡部的供血层,并转移到盆壁淋巴结。

(2)显微镜检:宫颈浸润癌癌灶浸润间质的范围已超过镜下早期浸润癌,多呈网状或团块浸润间质。根据细胞分化程度可分为以下 3 个级别。

Ⅰ级,高分化鳞癌(角化性大细胞型)。

Ⅱ级,中分化鳞癌(非角化性大细胞型)。

Ⅲ级,低分化鳞癌(小细胞型)。

2.腺癌

(1)目检:来自宫颈管内,浸润管壁;或自颈管外口突出生长,常可侵犯宫旁组织。病灶向宫颈管内生长时宫颈外观可正常,但因宫颈管膨大形如桶状。

(2)显微镜检:主要有 2 种组织学类型。①黏液腺癌:来源于宫颈管柱状黏液细胞,可分为高、中、低分化腺癌。②恶性腺癌:属于高分化宫颈管黏膜腺癌。大小不一、形态多变,常伴有淋巴结转移。

3.腺鳞癌

腺鳞癌是由储备细胞同时向腺细胞和鳞状细胞分化发展而成,癌组织中含有腺癌和鳞癌 2 种成分。

五、转移途径

子宫颈癌以直接蔓延和淋巴转移为主,血行转移极少见。

（一）直接蔓延

直接蔓延是最常见的转移途径。

（二）淋巴转移

癌组织局部浸润后侵入淋巴管形成癌栓,随淋巴液引流到达局部淋巴结,并在淋巴管内扩散。盆腔淋巴结受累者明显影响其 5 年生存率,而且腹主动脉旁淋巴结转移阳性者预后更差且不宜手术治疗。

（三）血行转移

血行转移多发生在晚期。癌组织破坏小血管后,可经体循环转移到肺、肾或骨骼等。

六、治疗

根据临床分期、患者年龄、生育要求和全身情况、医院设备及医护技术水平等综合分析后制订适合于个体的治疗方案。采用以手术和放疗为主,化疗为辅的综合治疗方案。

（一）手术治疗

手术治疗主要适用于Ⅰa～Ⅱa的早期患者及无严重内科和外科合并症、无手术禁忌证者。手术治疗的优点是使年轻人可以保留卵巢和阴道的功能。

（二）放疗

一般而言,放疗适用于各期患者,包括腔内照射和体外照射。放疗的优点是疗效好、危险少,缺点是个别患者对放疗不敏感,并能引起放射性直肠炎、膀胱炎等并发症。

（三）手术及放射综合治疗

手术及放射综合治疗适用于宫颈局部病灶较大者,术前进行放疗,待癌灶缩小后再行手术。或手术后证实淋巴结或宫旁组织有转移者,可将放疗作为术后的补充治疗。

（四）化疗

化疗适用于晚期或复发转移的宫颈癌患者。

七、护理

（一）一般护理

（1）提供预防保健知识:大力宣传并积极治疗与宫颈癌发病有关的高危因

素,及时诊治 CIN,以阻断、控制宫颈癌的发生与发展。30 岁以上妇女到妇科门诊就医时,应常规接受宫颈刮片检查,一般妇女每 1~2 年普检 1 次,有异常者应进一步处理。已婚妇女,尤其是绝经前后有月经异常或有接触性出血者及时就医,警惕生殖道癌。

(2)协助患者接受各种诊治方案,评估患者目前的身心状况及接受诊治方案的反应,利用挂图、实物、宣传资料等向患者介绍有关宫颈癌的医学常识。

(3)鼓励患者摄入足够的营养。

(4)指导患者保持个人卫生。

(5)协助患者以最佳身心状态接受手术治疗:按腹部、会阴部手术护理内容,认真执行术前护理活动,并让患者了解各项操作的目的、时间、可能的感受等,以取得主动配合。尤其注意于手术前 3 天选用消毒剂或氯己定等消毒宫颈及阴道。手术前夜认真做好清洁灌肠,保证肠道呈清洁、空虚状态。

(6)协助术后康复:宫颈癌根治术涉及范围广,患者术后反应也较一般腹部手术者大。为此,要求每 15~30 分钟观察并记录 1 次患者的生命体征及出入量,平稳后再改为每 4 小时 1 次。注意保持导尿管、腹腔、盆腔及阴道引流通畅,认真观察引流液性状及量。通常按医嘱于术后 48~72 小时取出引流管,术后 7~14 天拔除导尿管。拔尿管后 4~6 小时测残余尿量 1 次,如超过 100 mL 则需继续留置尿管;少于 100 mL 者每天测 1 次,2~4 次均在 100 mL 以内者说明膀胱功能已恢复。指导卧床患者进行床上肢体活动,以预防长期卧床并发症的发生。注意渐进性增加活动量,包括参与生活自理。术后需接受放、化疗者按放、化疗患者护理内容进行护理。

(二)健康教育

1.手术患者的健康教育

参见卵巢肿瘤手术患者护理。

2.随诊指导

(1)出院后第 1 年的第 1 个月行首次随访,以后每 2~3 个月复查1次。

(2)出院后第 2 年,每 3 个月复查 1 次。

(3)出院后第 3~5 年,每半年复查 1 次。

(4)从第 6 年开始,每年复查 1 次。患者出现任何症状均应及时随诊。

第 四 章

产科常见病护理

第一节 早 产

妊娠满 28 周至不足 37 周间分娩,称为早产。此时娩出的新生儿称为早产儿,体重在 1 000～2 499 g,各器官功能发育不成熟。新生儿出生孕周越小,体重越轻,其预后越差,病死率越高。近年来,由于早产儿治疗学及监护手段的进步,其生存率明显提高,伤残率下降,国外学者建议将早产定义时间上限提前到妊娠 20 周。

一、病因

胎膜早破、绒毛膜羊膜炎是最常见的诱发早产的病因,其次为下生殖道及泌尿道感染、妊娠合并症与并发症、子宫及胎盘异常、不良嗜好等也可诱发早产。

二、临床表现

早产与足月临产的临床表现相似。开始为不规则子宫收缩,常伴阴道少许血性分泌物(见红)等临产先兆,继而出现阵发性腹痛(规律宫缩)。先兆早产的诊断依据为至少 10 分钟 1 次规律宫缩,伴子宫颈管缩短。

三、诊断依据

出现规律宫缩(20 分钟内不少于 4 次,持续时间不低于 30 秒),伴子宫颈管缩短 75%,子宫颈扩张 2 cm 以上。

四、治疗

若胎膜未破,胎儿存活,母儿一般情况良好,应抑制宫缩,尽量保胎;若胎膜已破,早产不可避免,应适时终止妊娠,尽量提高早产儿的存活率。

— 111 —

五、护理

(一)一般护理

嘱左侧卧位休息,抬高床尾,减轻胎先露对子宫颈的刺激,可减少自发宫缩频率,慎做肛门检查与阴道检查;鼓励进食,增加营养;保持外阴清洁。

(二)心理护理

孕妇良好的身心状况可减少早产的发生,突然的精神创伤亦可诱发早产。因此,应做好心理护理工作,使孕妇保持平静的心情。

(三)病情观察

密切观察有无阴道排液,观察阵发性腹痛的频率与强度、子宫口扩张程度等。

(四)医护配合

1.抑制子宫收缩

遵医嘱给予硫酸镁、沙丁胺醇等药物抑制宫缩,用药期间严密观察宫缩及药物不良反应。

2.适时终止妊娠

可采取剖宫产术与阴道分娩方式终止妊娠。早产儿存活率低,娩出前应遵医嘱肌内注射地塞米松以促进胎肺成熟,提高早产儿的存活率;产时尽量避免使用镇静药;产后新生儿注意保暖,予以维生素 K_1,加强护理。

(五)健康教育

(1)加强孕期保健,保持心情平静,勿举重物,多左侧卧位休息,妊娠晚期避免性生活。

(2)产褥期注意营养、休息与卫生。

(3)新生儿出院后应继续观察肤色、呼吸、吸吮力、大小便等是否正常,发现异常及时就医。

第二节　胎膜早破

胎膜早破是指临产前胎膜自然破裂,是常见的分娩期并发症,占分娩总数的

2.7%～17%,早产发生率为足月产的 2.5～3 倍。胎膜早破对妊娠、分娩均造成不利的影响,可致早产、脐带脱垂和感染。

一、病因

(1)下生殖道感染。

(2)胎膜受力不均。

(3)羊膜腔内压力升高。

(4)营养不良。

(5)宫颈内口松弛。

(6)机械性刺激。

二、临床表现

(一)症状

孕妇突感有较多液体自阴道流出,可混有胎脂及胎粪,继而少量间断性排出。当打喷嚏、咳嗽、负重等负压增加时,羊水即流出。

(二)体征

肛门检查或阴道检查时,触不到前羊水囊,上推胎先露可见阴道流液量增多。若胎心率异常、头盆不称或胎位异常,应仔细检查有无脐带脱垂,如果胎膜未破,肛门检查在胎先露前方触及有搏动感的条索状物,为脐带先露;若胎膜已破,行阴道检查能触及或看到部分脐带为脐带脱垂。羊膜腔感染时孕妇心率增快,子宫有压痛。

三、辅助检查

辅助检查包括阴道液酸碱度检查、阴道液图片检查、羊膜镜检查、羊膜腔感染监测、胎儿纤维结合蛋白测定。

四、治疗

(一)期待疗法

期待疗法适用于妊娠 28～35 周,无感染征象,羊水池深度≥3 cm 者。

1.一般处理

绝对卧床,保持外阴清洁,避免不必要的肛诊及阴道检查,密切观察产妇的体温、宫缩、阴道流液的性状和白细胞计数。

2.预防感染

破膜超过 12 小时,预防性应用抗生素。

3.抑制宫缩

有宫缩者,给予宫缩抑制剂,如硫酸镁等。

4.促胎肺成熟

妊娠 35 周前,应用地塞米松。

(二)终止妊娠

1.阴道分娩

阴道分娩适用于胎肺成熟、妊娠满 35 周、宫颈成熟者。

2.剖宫产

剖宫产适用于胎肺成熟、胎头高浮、胎位异常、宫颈不成熟、有感染征象伴胎儿宫内窘迫者。

五、护理

(一)一般护理

要求孕妇卧床休息,尤其是胎先露部未衔接者应绝对卧床休息,采取左侧卧位,抬高臀部,避免坐起或站立,预防脐带脱垂。

(二)卫生护理

做好会阴护理,防止感染,每天消毒外阴 2 次,勤换内裤和会阴垫。

(三)生活护理

加强生活护理,协助进食、排便排尿等。

(四)病情监测

护士应注意监测胎心率,观察流出羊水的性状、颜色、量、气味。指导孕妇计数胎动,以了解胎儿宫内安危状况,观察孕妇体温、心率、羊水性状、白细胞计数等。

(五)心理护理

减轻心理负担,积极配合治疗和护理。

(六)医护配合

破膜后 12 小时遵医嘱使用抗生素预防感染,阴道检查应严格无菌操作,孕周＜35 周的胎膜早破者,应遵医嘱给予肾上腺糖皮质激素,促胎肺成熟。

(七)健康教育

(1)向孕妇讲解胎膜早破的影响,积极参与产前保健;防治下生殖道感染、慢性病;避免腹部创伤,妊娠最后 3 个月禁止性生活。

（2）加强产前检查,及时矫正异常胎位,头盆不称、胎先露高浮的孕妇应指导其在预产期前 2 周住院待产。一旦发生胎膜破裂,产妇应立即平卧,并抬高臀部。

（3）子宫颈内口松弛者,不易久站、劳累,于妊娠 12～18 周行子宫颈内口环扎术。

（4）孕期补充足量的维生素,以及锌、钙、铜等微量元素。

第三节　妊娠期高血压疾病

妊娠期高血压疾病是妊娠期特有的疾病,包括妊娠期高血压、子痫前期、子痫、慢性高血压并发子痫前期及妊娠合并慢性高血压。

一、病因

妊娠期高血压疾病的发病原因至今尚未阐明,但是在临床工作中确实发现有些因素与妊娠期高血压疾病的发病密切相关,称为易发因素,其易发因素及主要病因学说如下。

（一）易发因素

（1）初产妇。

（2）年轻孕产妇(年龄＜20 岁)或高龄产妇(年龄＞35 岁)。

（3）精神过度紧张或受刺激致使中枢神经系统功能紊乱者。

（4）寒冷季节或气温变化过大。

（5）有慢性高血压、慢性肾炎、糖尿病等病史的孕妇。

（6）营养不良如贫血、低蛋白血症患者。

（7）体形矮胖者。

（8）子宫张力过高如羊水过多、双胎妊娠、糖尿病巨大儿孕妇。

（9）家族中有高血压史者。

（二）病因学说

（1）免疫学说。

（2）子宫-胎盘缺血缺氧学说。

（3）血管内皮功能障碍学说。

(4)营养缺乏及其他因素。

二、临床表现

(一)妊娠期高血压

妊娠期首次出现血压≥140/90 mmHg,并于产后 12 周内恢复正常;尿蛋白(一);患者可伴有上腹部不适或血小板计数减少。

(二)子痫前期

1.轻度

妊娠 20 周后出现血压≥140/90 mmHg;尿蛋白≥0.3 g/24 h 或随机尿蛋白(+);可伴有上腹部不适、头痛、视力模糊等症状。

2.重度

血压≥160/110 mmHg、尿蛋白≥2 g/24 h 或随机尿蛋白≥(++)、血清肌酐>106 μmol/L、血小板<100×10^9/L;出现微血管溶血;血清 ALT 或 AST 升高;持续性疼痛或其他脑神经功能或视觉障碍;持续性上腹部不适。

(三)子痫

在子痫前期的基础上出现抽搐发作,或伴昏迷,称为子痫。子痫多发生于妊娠晚期或临产前,称为产前子痫;少数发生于分娩过程中,称为产时子痫;各别发生在产后 24 小时内,称为产后子痫。

(四)慢性高血压并发子痫前期

高血压孕妇于妊娠 20 周以前无蛋白尿,若妊娠 20 周后出现尿蛋白≥0.3 g/24 h;或妊娠 20 周突然出现尿蛋白增加,血压进一步升高,或血小板计数减少。

(五)妊娠合并慢性高血压

妊娠前或妊娠 20 周前血压≥140/90 mmHg,但妊娠期无明显加重;或妊娠 20 周后首次诊断高血压并持续到产后 12 周以后。

三、护理

(一)保证休息

轻度妊娠期高血压疾病孕妇可在家休息,但子痫前期患者建议住院治疗。保证充足的睡眠,每天休息不少于 10 小时。在休息或睡眠时,以左侧卧位为宜。

(二)饮食调整

轻度妊娠期高血压孕妇需摄入足够的蛋白质、蔬菜,补充维生素、铁和钙剂。食盐不必严格限制,但全身水肿的孕妇应限制食盐入量。

(三)密切监护母儿状态

每天测体重及血压,每天或隔天复查尿蛋白。定期监测血压、胎儿发育状况和胎盘功能。

(四)间断吸氧

给予妊娠期高血压疾病孕妇间断吸氧。

(五)用药护理

硫酸镁是治疗子痫前期和子痫的首选解痉药物;硫酸镁过量会使呼吸及心肌收缩功能受到抑制甚至危及生命,中毒现象首先表现为膝反射减弱或消失,随着血镁浓度的增加可出现全身肌张力减退及呼吸抑制,严重者心跳可突然停止。注意:膝反射必须存在,呼吸不少于 16 次/分,尿量每 24 小时不少于 600 mL 或每小时不少于 25 mL。出现毒性作用可用 10% 的葡萄糖酸钙 10 mL 静脉推注,静脉推注时宜在 3 分钟以上完成。

(六)健康教育

(1)对轻度妊娠期高血压疾病患者,应进行饮食指导并注意休息,以左侧卧位为主,加强胎儿监护,自数胎动,掌握自觉症状,加强产前检查,定期接受产前保护措施。

(2)对重度妊娠期高血压疾病患者,应使患者掌握识别不适症状及用药不适反应。还应掌握产后自我护理方法,加强母乳喂养的指导。

(七)子痫患者护理

(1)协助医师控制抽搐。

(2)专人护理,防止受伤。

(3)减少刺激,以免诱发抽搐。

(4)严密监护。

(5)为终止妊娠做好准备。

第 五 章

儿科常见病护理

第一节　急性上呼吸道感染

急性上呼吸道感染俗称"感冒"或"伤风",是鼻腔、咽或咽喉部急性炎症的统称,是最常见的一种感染性疾病。大多数由病毒感染引起,少数由细菌、支原体感染所致。

一、病因

急性上呼吸道感染有 70%～80% 由病毒引起,主要有流感病毒(甲、乙、丙)、副流感病毒、呼吸道合胞病毒、腺病毒、鼻病毒、埃可病毒、柯萨奇病毒、麻疹病毒、风疹病毒。细菌感染可直接或继病毒感染之后发生,以溶血性链球菌多见,其次为流感嗜血杆菌、肺炎链球菌和葡萄球菌等。偶见革兰氏阴性杆菌。此外,肺炎支原体也可引起上呼吸道感染。感染的主要表现为鼻炎、咽喉炎或扁桃体炎。

当有受凉、淋雨、过度疲劳等诱发因素,使全身或呼吸道局部防御功能降低时,原已存在于上呼吸道或从外界侵入的病毒或细菌可迅速繁殖,引起发病,尤其是老幼体弱或有慢性呼吸道疾病如鼻窦炎、扁桃体炎者,更易患病。

二、临床表现

(一)起病

起病多急骤。

(二)呼吸道症状

咽干、咽痒或烧灼感,发病同时或数小时后可有打喷嚏、鼻塞、流清水样鼻涕,2～3 天后变稠。声嘶,讲话困难,咳嗽时疼痛。少数有发热和乏力症状。

(三)查体

查体可有体温升高。鼻腔黏膜充血、水肿,有分泌物。咽部充血、水肿,软腭、腭、咽及扁桃体表面有灰白色疱疹及浅表溃疡,周围有红晕,喉头水肿、充血,局部淋巴结肿大和触痛,偶有眼结膜充血。

三、辅助检查

(一)血常规

病毒感染时白细胞计数正常或偏低,淋巴细胞比例偏高。细菌感染时白细胞计数可偏高,中性粒细胞增多或核左移。支原体感染时血象无明显改变。

(二)C 反应蛋白试验

C 反应蛋白在合并细菌感染时上升,升高程度与感染严重程度成正比。

(三)病原学检查

(1)病毒分离、细菌培养有助于病原诊断。

(2)病毒抗体的血清学检查有助于病毒感染诊断。

(3)肺炎支原体抗体滴度有助于肺炎支原体感染诊断。

四、治疗

(一)对症治疗

休息、饮水足量。如有头痛和发热,选用解热镇痛药或中成药治疗。鼻塞可局部应用滴鼻液。

(二)抗感染治疗

(1)抗病毒治疗:由病毒感染引起者一般用抗病毒治疗。利巴韦林静脉滴注,每天 10～15 mg/kg,每天 1 次,疗程为 3～5 天。甲型流感病毒患者可酌情使用奥司他韦,剂量依据患者年龄有所不同,疗程为 3～5 天。

(2)抗细菌感染:可根据病原及药敏试验选用抗菌药物。常用抗菌药有以下几种。青霉素 30 mg/(kg·d),分 3 次口服,或(5～20)×10^4 U/(kg·d),每天 2～4 次静脉滴注;或选用头孢菌素口服或 30～80 mg/(kg·d),分 2～3 次静脉滴注。

(3)考虑支原体感染时可予红霉素 20～30 mg/(kg·d),分 2～3 次或阿奇霉素 10 mg/(kg·d)单次口服或静脉滴注。

五、护理

(一)休息与活动

保持空气清新,温湿度适宜,维持室温 18～22 ℃,湿度 50%～60%,减少活动,做好呼吸道隔离。

(二)饮食护理

进食清淡易消化饮食,适当补充水分。

(三)鼻咽部护理

及时清除口鼻腔内分泌物,咽喉不适者给予润喉片或雾化吸入。

(四)发热护理

发热者执行发热护理常规,注意观察神经系统情况,警惕热性惊厥的发生。

(五)健康指导

1.住院期

(1)讲解疾病发生、发展过程,增加患者和家属对疾病的了解。

(2)告知家属发热期间的注意事项,积极配合治疗。

2.居家期

(1)避免受凉及过热,减少到人流密集处活动,避免交叉感染。

(2)加强锻炼,适当户外活动,增强机体对气温变化的适应能力,预防感冒。

(3)告知有热性惊厥史患者及时降温的重要性,教会家属及时退热的方法,如温水擦浴、口服退热药等。

第二节　急性支气管炎

急性支气管炎是由感染、物理化学刺激或过敏引起的气管-支气管黏膜的急性炎症。常继发于上呼吸道感染,在婴幼儿时期发病较重。

一、病因

(一)感染因素

引起上呼吸道感染的病毒或细菌都可成为支气管炎的病原体,常在病毒感染的基础上继发细菌感染。常见的病毒有鼻病毒、呼吸道合胞病毒、流感病毒、副流感病毒及风疹病毒等。常见细菌有肺炎链球菌、葡萄球菌、流感嗜血杆菌、百日咳杆菌等。肺炎支原体感染也可引起本病。

(二)非感染因素

(1)冷空气、粉尘、刺激性气体(如氨气、氯气、二氧化硫等)或烟雾的吸入对气管-支气管黏膜的急性刺激可引起本病。

(2)花粉、有机粉尘、真菌孢子等的吸入;钩虫、蛔虫的幼虫在肺部移行;或对细菌蛋白质的过敏,引起气管-支气管黏膜的过敏性炎症反应,也可导致本病。

(三)诱因

免疫功能低下或特异体质,如营养不良、佝偻病、变态反应及慢性鼻炎、咽炎等皆可为本病的诱因。

二、临床表现

(一)起病

起病可急可缓,大多先有上呼吸道感染症状。

(二)呼吸道症状

可出现频繁而较深的干咳,以后渐有呼吸道分泌物。咳嗽一般持续7～10天,有时可迁延2～3周,甚至减轻后又复发,如不经适当治疗可引起肺炎。

(三)全身症状

体温可高可低,多为低热。年长儿全身症状较轻,可有头痛、疲乏、食欲缺乏。婴幼儿时期发病较多、较重,可有发热(38～39 ℃),疲乏、睡眠不安、食欲差,甚至发生呕吐、腹泻、腹痛等消化道症状。

(四)查体

早期两肺呼吸音粗糙,可闻干性啰音。以后因分泌物增多而出现粗、中湿啰音,啰音不固定,常在体位改变或咳嗽后减少甚至消失。婴幼儿不会咳痰,经常在咽喉部听到痰鸣。

三、辅助检查

(一)血常规

细菌性感染白细胞计数和中性粒细胞计数升高;病毒性感染一般白细胞计数减低或在正常范围内,但在早期白细胞和中性粒细胞计数可升高。肺炎支原体感染时血象及白细胞分类大致正常。

(二)C反应蛋白试验

C反应蛋白在细菌感染时上升,升高与感染严重程度成正比。病毒感染时多正常,但有时可升高。支原体感染时可轻度升高。

(三)病原学检查

1.病原体的检测

病原菌的检查包括呼吸道分泌物直接涂片镜检和细菌、病毒的分离鉴定。病原的分离为确定感染的最可靠方法。细菌培养是确诊细菌性感染的最可靠方法,还可以进一步做药物敏感试验。

2.细菌或病毒抗原的检测

可用免疫学方法检测细菌和病毒的抗原成分,常用的方法有沉淀反应、协同凝集试验、免疫荧光法、对流免疫电泳、免疫酶技术等。如呼吸道7病毒,即是对常见的7种呼吸道病毒进行抗原检测。

3.细菌或病毒核酸的检测

根据DNA同源性的原理,应用杂交或PCR技术,通过检测病原体特异性核酸来发现相关的细菌或病毒,此方法灵敏并能进行微量检测。

4.血清学检查

(1)单份血清:包括特异性IgM和IgG检测,IgM产生的较早,消失的快,可代表现症感染,临床使用较广泛。

(2)双份血清:适用于抗原性较强,以及病程较长的细菌感染和肺炎支原体感染的诊断。通常采用双份血清,如果恢复期抗体滴度比急性期有4倍以上升高,则可确定为现症感染。常用的方法有凝集试验和沉淀试验。

(四)胸部X线检查

胸部X线可见两肺纹理增粗或肺门阴影增深,无具体片影。

四、治疗

(一)一般治疗

注意休息,多饮水,室温适宜,保持一定湿度。加强护理,婴儿需经常调换体位,使呼吸道分泌物易于排除,给流质易消化饮食。

(二)抗感染治疗

1.抗病毒治疗

由病毒感染引起者一般用抗病毒治疗。利巴韦林:静脉滴注,10～15 mg/(kg·d),每天 2～3 次,疗程为 5～7 天。

2.抗生素治疗

对婴幼儿体质较弱或疑有细菌感染者,可适当选用青霉素静脉滴注,每天(5～20)×10⁴ U/kg,分 2～4 次;或头孢菌素,如头孢呋辛钠静脉滴注,每天 30～80 mg/kg,分 2～3 次,严重感染时可加至每天 100 mg/kg 或头孢曲松静脉滴注,每天 50～100 mg/kg,每天 1 次。支原体感染用红霉素静脉滴注,每天 20～30 mg/kg,分 2～3 次或阿奇霉素静脉滴注,每天 10 mg/kg,每天 1 次,疗程为 5～7 天。

(三)对症治疗

1.退热

发热者可口服对乙酰氨基酚、布洛芬或阿司匹林等退热药物,并可辅以枕冰袋、乙醇擦浴等物理降温措施。

2.止咳祛痰

可应用咳嗽合剂、肺炎合剂、鲜竹沥等药物止咳化痰。应避免给予喷托维林、异丙嗪类或含有阿片、可待因成分的药物,以免抑制分泌物的排出。可予以超声雾化及吸痰保持呼吸道通畅。

(四)中医治疗

中医称本病为外感咳嗽,分为风寒咳嗽、风热咳嗽和实热喘。治法以疏风散寒、清热宣肺、降热平喘为主。

五、护理

(一)休息与卧位

保持空气清新,温湿度适宜;注意休息,避免剧烈活动,防止咳嗽加重;经常更换体位。

(二)气道护理

指导患者有效咳嗽(深吸气后用力咳嗽,拍背时双手呈勺状,由下向上、自外而内的均匀用力拍打)。对咳嗽无力的患者,协助拍背,痰液黏稠者给予雾化吸入,必要时予以机械排痰。

(三)发热的护理

密切观察体温变化,有发热者执行发热护理常规。

(四)用药护理

一般不用强镇咳剂,以免抑制排痰;服用止咳糖浆后间隔半小时方可喝水或进食。

(五)健康指导

1.住院期

(1)告知患者及家属急性支气管炎的病因及注意事项,积极配合治疗。

(2)给予易消化、营养丰富的食品,及时补充水分。

(3)指导并教会患者和家属有效咳嗽、排痰的方法。

2.居家期

(1)避免受凉及过热,少到人群聚集的公共场所活动,防止交叉感染。

(2)积极参加户外活动,加强体格锻炼,增强体质。

(3)室内不吸烟,不摆鲜花,以免刺激呼吸道和引起呼吸道的变态反应。

第三节　支气管哮喘

支气管哮喘是一种以慢性气道炎症和气道高反应性为特征的异质性疾病,以反复发作的喘息、咳嗽、气促、胸闷为主要临床表现,常在夜间和(或)凌晨发作或加剧。呼吸道症状的具体表现形式和严重程度具有随时间而变化的特点,并常伴有可变的呼气气流受限。

一、临床表现

(1)喘息、气促、胸闷或咳嗽。

(2)症状呈反复发作性,常在夜间和(或)清晨发作、加剧;或可追溯与某种变应原或刺激因素有关,时有突发突止现象;有多种诱发因素包括室内外变应原,冷空气,物理或化学性刺激,病毒性上、下呼吸道感染,运动,药物或食物添加剂,吸烟或过度情绪激动,胃食管反流等。

(3)急性发作期支气管舒张剂有明显疗效;非发作期长期规律抗变应性炎症

治疗可控制症状反复。

（4）常合并其他过敏性疾病病史，如湿疹、过敏性鼻炎、食物或药物过敏等。一级或二级亲属可存在哮喘或其他过敏性疾病史。

（5）急性发作期呼吸频率增快，重度发作表现为三凹征、发绀等缺氧体征。发作时双肺闻及以呼气相为主的哮鸣音，呼气相延长。

（6）非发作期无明显体征，慢性重度持续患者可出现桶状胸。

二、辅助检查

（一）肺功能检查

肺功能检查的目的是了解是否存在气流受限，以及气流受限的程度及其可逆性等。

支气管舒张试验：反映可逆性气流受限程度。受试者基础 $FEV_1 < 70\%$ 预计值，然后吸入 $200 \sim 400\ \mu g\ \beta_2$ 受体激动剂，或用空气压缩泵雾化吸入 β_2 受体激动剂，吸入后 15 分钟重复测定 FEV_1，计算 FEV_1 改善率 $\geqslant 12\%$ 则认为试验阳性。

支气管舒张试验阳性有助于哮喘诊断，阴性不足以否认哮喘诊断。

支气管激发试验：哮喘患者气道对某些药物和刺激物的反应程度，可比正常人或患有其他肺与支气管疾病的人高出数倍甚至数十倍，气道反应性的高低与气道炎症的严重程度密切相关。

（二）特异性变应原诊断

1.体内试验

常用皮肤点刺试验，变应原包括吸入性变应原（如室尘、螨、花粉、真菌、动物皮毛等）和食物性变应原。将常见变应原浸出液点于前臂皮肤，用点刺针刺破皮肤，并用组胺及抗原溶媒或生理盐水作阳、阴性对照。点刺实验前 3 天停用抗组胺类药物。

2.体外试验

血清特异性 IgE 测定。常采用 CAP-system 检测方法对变应原特异性 IgE 定量检测，结果判断见表 5-1。

表 5-1　血清特异性 IgE 水平的判断

分级	0	Ⅰ	Ⅱ	Ⅲ	Ⅳ	Ⅴ	Ⅵ
IgE(kU/L)	<0.35	0.35~0.7	0.7~3.5	3.5~17.5	17.5~50	50~100	>100
意义	缺如	低水平	中等	较高	明显高	甚高	极高

3.影像学检查

无合并症的哮喘患者肺部 X 线大多无特殊发现。但在重症哮喘和婴幼儿哮喘急性发作时,较多见两肺透亮度增加或肺气肿表现。

4.外周血

嗜酸性粒细胞比率通常在 6％ 以上,有特应性体质的患者可达 20％～30％,直接计数在$(0.4～0.6)\times10^9/L$,有时可达$(1～2)\times10^9/L$。

5.痰细胞学检查

有较多的嗜酸性粒细胞(通常＞2.5％),并可见到嗜酸性粒细胞脱颗粒的现象。合并感染时,嗜酸性粒细胞的比例降低,而中性粒细胞比例增高。在急性发作时多呈白色泡沫样,有时可见到半透明且有弹性的胶冻样颗粒的"哮喘珠"。痰涂片显微镜检查可见库什曼螺旋体及夏科-雷登结晶。

6.无创气道炎症标志物检查

呼出气一氧化氮(exhaled nitric oxide,eNO)、痰嗜酸性粒细胞等可作为非侵入性的哮喘气道炎症标志物,哮喘患者比非哮喘人群 eNO 水平增高。

三、治疗

(一)治疗原则

(1)长期、持久、个体化、规范化。

(2)发作期:快速缓解症状、抗感染、平喘。

(3)缓解期:长期控制症状、抗感染、避免触发因子、降低气道高反应性、加强自我保健。

(4)适宜的变应原特异性免疫治疗。

(二)哮喘控制的标准

无(或最少的)日间症状、无活动受限、无夜间症状、未(或最少的)使用缓解药物、正常的肺功能、无哮喘急性加重。

(三)选择治疗药物

1.控制哮喘的药物类型

(1)糖皮质激素:吸入型糖皮质激素是长期治疗持续性哮喘的首选药物。

吸入给药:①气雾剂,目前临床上常用的糖皮质激素有 3 种,包括二丙酸倍氯米松气雾剂、布地奈德气雾剂和丙酸氟替卡松气雾剂;②干粉吸入剂,包括二丙酸倍氯米松碟剂、布地奈德都保等;③雾化溶液,布地奈德雾化悬液,经以压缩空气或高流量氧气为动力的射流装置雾化吸入,对患者吸气配合的要求不高、起效较快,适用于哮喘急性发作时的治疗,每次 1 mg,每 6～8 小时用药1次。但病情严重时不能以吸入治疗代替全身糖皮质激素治疗,以免延误病情。

口服给药:急性发作病情较重的哮喘,或重度持续哮喘吸入大剂量激素治疗无效的患者应早期口服糖皮质激素,以防止病情恶化。一般可选用泼尼松,剂量 1～2 mg/(kg·d),疗程为 3～7 天。

静脉用药:严重哮喘发作时,应静脉及时给予大剂量氢化可的松(每次 5～10 mg/kg)或甲泼尼龙每次 1～2 mg/kg。

(2)色甘酸钠(sodium cromoglycate,SCG)和奈多罗米钠:均为非皮质激素类抗炎药。在轻中度哮喘患者可用 SCG 气雾剂,每揿 2～5 mg,每次 2～4 揿,每天 3～4 次吸入。

(3)长效吸入型 β_2 受体激动剂如下。①沙美特罗:经气雾剂或碟剂装置给药,给药后 30 分钟起效,平喘作用维持 12 小时以上,推荐剂量 50 μg,每天 2 次吸入;②福莫特罗:经都保装置给药,给药后 3～5 分钟起效,平喘作用维持12 小时以上。推荐剂量 4.5～9 μg,每天吸入 2 次。

(4)缓释茶碱:缓释茶碱具有半衰期长、血药浓度平稳、对胃肠道的刺激比普通茶碱制剂小的优点,但其作用速度不快,主要适用于慢性持续哮喘的治疗,不适用于哮喘急性发作期的治疗。

(5)抗白三烯类药物:或称为白三烯调节剂,包括半胱氨酰白三烯受体拮抗剂和 5-脂氧化酶抑制剂。目前用于临床的白三烯受体拮抗剂主要为孟鲁司特,剂型和用量分别有每次 4 mg,每天 1 次(2～5 岁);每次 5 mg,每天 1 次(6～14 岁)。有肝脏疾病者慎用。

(6)长效口服 β_2 受体激动剂:包括沙丁胺醇控释片、特布他林控释片、盐酸丙卡特罗、班布特罗等。可明显减轻哮喘的夜间症状。一般不主张长期使用。盐酸丙卡特罗,口服 15～30 分钟起效,维持 8～10 小时,还具有一定抗过敏作用。班布特罗是特布他林的前体药物,口服作用持久,半衰期约 13 小时,有片剂及糖浆,适用于 2 岁以上儿童。2～5 岁 5 mg 或 5 mL;>5 岁 10 mg 或 10 mL,每天 1 次,睡前服用。

(7)抗 IgE 抗体:对 IgE 介导的过敏性哮喘有较好的效果。但由于价格昂贵,仅适用于血清 IgE 明显升高、吸入糖皮质激素无法控制的 12 岁以上重度持续性过敏性哮喘患者。

(8)抗过敏药物:口服抗组胺药物,如西替利嗪、氯雷他定、酮替芬等对哮喘的治疗作用有限,但对具有明显特应性体质者,如伴变应性鼻炎和湿疹等患者,有助于哮喘的控制。

(9)变应原特异性免疫治疗:通过对过敏患者反复皮下注射或舌下含服变应原提取液,最终达到降低对变应原敏感反应的治疗手段。免疫治疗仅对 IgE 介导的吸入性过敏性疾病有效。目前我国儿童哮喘的特异性免疫治疗主要针对的变应原为尘螨,治疗途径包括皮下注射和舌下含服,临床验证的疗效和安全性良好,通常治疗疗程为 3～5 年,适应对象为过敏性鼻炎和轻、中度尘螨过敏性哮喘。在免疫治疗过程中,主张同时进行基本的控制药物治疗,如果应用的是皮下注射特异性免疫治疗,应在每次注射后严密观察至少 30 分钟,及时处理速发的局部或全身不良反应,并酌情调整注射剂量的方案。

2.缓解症状的药物类型

(1)短效 β_2 受体激动剂:常用的药物如沙丁胺醇和特布他林等。

吸入给药:包括气雾剂、干粉剂、溶液。这类药物经吸入途径后直接作用于气道平滑肌,通常在数分钟内起效,疗效可维持数小时,是缓解轻至中度急性哮喘症状的首选药物,也可用于运动性哮喘的预防。沙丁胺醇每次吸入 100～200 μg 或特布他林 250～500 μg,每 2～4 小时 1 次,或在急性发作时每 20 分钟应用 1 次,共 3 次,1 小时后疗效不满意者,应向医师咨询或看急诊进行其他治疗。这类药物应按需间歇使用,不宜长期、单一、过量使用,否则可引起骨骼肌震颤、低血钾、心律不齐等严重不良反应。

口服给药:服药后 15～30 分钟起效,疗效维持 4～6 小时。剂量:沙丁胺醇片 2～4 mg,每天 3 次;特布他林片每次 0.065 mg/kg,每天 3 次。口服出现的不良反应较吸入型有所增加。长期、单一应用 β_2 受体激动剂可造成细胞膜 β_2 受体的向下调节,表现为临床耐药现象,故应予以避免。

(2)抗胆碱能药物:目前用于临床的主要为溴化异丙托品的气雾剂和雾化溶液。6 岁以上儿童气雾剂常用剂量为每次 20～40 μg,每天 3～4 次;雾化溶液儿童剂量为每次 250 μg,哮喘急性发作时雾化吸入每 20 分钟 1×3 次,然后隔 2～4 小时 1 次。不良反应较少,少数出现口干、口苦感。

(3)短效茶碱药物如下。①口服给药:可用于轻至中度哮喘发作和维持治疗,一般剂量为 4～6 mg/kg。②静脉给药:重症病例且 24 小时内未用过氨茶碱者负荷剂量为 4～5 mg/kg,继之以维持量 0.6～0.8 mg/(kg·h)的速度静脉点滴以维持其平喘作用,亦可用 4～5 mg/kg,每 6 小时 1 次。用药期间应注意监测血药浓度(保持在 5～15 μg/mL)。

(4)注射用肾上腺素:1:1 000溶液(1 mg/mL)0.01 mg/kg,用量0.3~0.5 mg,可20分钟应用1次,共3次,不良反应与选择性β_2受体激动剂相似且更明显。如果能选择β_2受体激动剂时,此类通常不被推荐治疗哮喘发作。

四、护理

(一)休息与环境

1.休息

急性期坐位或半卧位休息,减少活动。

2.环境

(1)保持室内空气清新,温湿度适宜,多通风,避免有害气体及强光的刺激。

(2)室内物品应简洁,不铺地毯、不放花草,避免使用陈旧性被褥及羽绒、丝织品、毛绒玩具等。

(二)饮食护理

进食清淡易消化食物,避免食用鸡蛋、牛奶、鱼虾、芒果、花生等易致过敏的食物。

(三)气道护理

1.止痉平喘

遵医嘱给予支气管扩张剂和糖皮质激素(可采取喷雾或静脉给药),缓解支气管痉挛。

2.有效排痰

保证足够水分补给,预防痰栓形成;给予雾化吸入,促进分泌物排出,必要时给予机械排痰。

3.氧疗

根据血气分析结果遵医嘱给予鼻导管或面罩吸氧,使氧浓度维持在$\leqslant 40\%$,PaO_2保持在70~90 mmHg。

(四)哮喘持续状态护理

遵医嘱及时给予吸氧、补液、平喘、纠正酸碱平衡失调等对症处理,如出现意识障碍、呼吸衰竭、低氧血症,则可考虑气管切开并行机械通气。

(五)用药护理

1.用药禁忌

避免使用阿司匹林、普萘洛尔等易诱发哮喘发作的药物。

2.用药方法

(1)坚持长期、持续、规范用药。

(2)平喘类药物如糖皮质类激素、受体类药物在采用吸入疗法后及时清洁面部及漱口,半小时内不进食。

(3)茶碱类药物浓度不能过高,输注速度不能过快,预防心率增快、头晕、血压骤降、肌肉颤动等中毒反应。

(六)心理护理

哮喘发作时,守护并安抚患者及家属,尽量满足患者要求,鼓励患者及家属表达情感,及时采取措施缓解患者的恐惧心理,使其主动配合治疗。

(七)健康指导

1.住院期

(1)告知患者及家属哮喘发作的原因、诱因、早期征象、临床表现及正确的处理方法,增强战胜疾病的信心。

(2)指导患者进行呼吸肌锻炼,如腹部呼吸运动或胸部扩张运动。

(3)教会患者及家属正确、安全使用喷雾药品,掌握吸药技术。

2.居家期

(1)加强体格锻炼,增强体质,在寒冷季节或气温骤变外出时注意保暖,避免感冒。

(2)坚持记录哮喘日记,及时发现哮喘发作征兆,如接触变应原后有无鼻痒、打喷嚏、流鼻涕、干咳等症状;运动后有无咳嗽、气促;夜间和晨起有无胸闷等,一旦发现异常,及早进行处理。

(3)坚持治疗,定期随访,2～3个月监测肺功能,以保持病情稳定。

第四节 腹 泻 病

小儿腹泻是由多种病原、多种因素引起的以排便次数增多及性状改变(如稀便、水样便、黏液便、脓血便)为特点的一组消化道综合征。

一、病因

腹泻病是一组由多病原、多因素引起的疾病,可分为感染性和非感染性。

（一）感染因素

感染因素有病毒、细菌、真菌、寄生虫等。

（二）非感染因素

非感染因素包括症状性腹泻、过敏性腹泻、炎症性肠病、免疫缺陷病、小肠淋巴管扩张症等。

二、分类

（一）按病程分类

（1）急性腹泻病：病程在2周以内。

（2）迁延性腹泻病：病程在2周至2个月。

（3）慢性腹泻病：病程在2个月以上。

（二）按病因分类

（1）感染性腹泻病：如轮状病毒、沙门菌、志贺菌，以及其他致病微生物感染。

（2）非感染性腹泻病：如症状性腹泻、过敏性腹泻、炎性肠病等。

三、临床表现

（1）腹泻、呕吐、食欲缺乏、腹痛等，大便可以表现为黏液便、水样便、脓血便等。全身症状可有发热、精神萎靡或烦躁不安，严重者可有尿量减少、嗜睡或昏迷，慢性腹泻可以表现为体重下降、水肿。

（2）急性腹泻患者可以表现为欲哭无泪、口唇干燥等脱水症状，腹部查体有腹胀、腹部压痛、肠鸣音活跃；慢性腹泻患者可以出现贫血、营养不良表现。

四、辅助检查

（1）便常规、便培养、便轮状病毒抗原检测、病原血清学检查、寄生虫检查等有助于诊断。慢性腹泻需要进行免疫功能及变应原检查。

（2）血生化，肝、肾功能，心电图、血气等检查有助于并发症的诊断。

（3）特殊检查：对于慢性腹泻患者可选择性做钡餐造影、内镜检查、放射性核素扫描、消化道B超检查等。

五、治疗

（一）预防脱水

给患者口服足够的液体以预防脱水，如ORS溶液、米汤加盐溶液、糖盐水等。

(二)纠正脱水

(1)轻至中度脱水,可用 ORS 纠正。

(2)重度脱水需立即静脉补液:①第 1 阶段给予 20 mL/kg 等张液,0.5～1 小时进入,根据病情可以重复进行,切记见尿才能补含钾液;②第 2 阶段根据继续丢失及生理需要情况给予 1/3 张或 1/2 张液体维持输液。

(三)继续饮食

继续母乳喂养,给予易消化的饮食,如粥、面片等,回避鸡蛋、豆浆、鱼虾等辅食。

(四)药物治疗

1.抗生素

确定是细菌感染因素导致的腹泻方能使用抗生素,疗程为 5～7 天,具体用药如下。

(1)盐酸小檗碱:10～20 mg/(kg・d),分 3 次口服。

(2)复方磺胺甲噁唑:30～50 mg/(kg・d),分 2 次口服(婴幼儿禁用)。

(3)诺氟沙星:10～15 mg/(kg・d),分 3 次口服;环丙沙星:10～15 mg/(kg・d),分 3 次口服(婴幼儿禁用)。

(4)多黏菌素 E:$(5～10)×10^4$ U/(kg・d),分 3 次口服。

(5)磷霉素:50～100 mg/(kg・d),分 3 次口服。

(6)第三代头孢菌素类用法如下。头孢曲松:20～80 mg/(kg・d),每天 1 次静脉滴注;头孢噻肟钠:50～100 mg/(kg・d),每天 3 次静脉滴注;头孢唑肟:100 mg/(kg・d),每天 3 次静脉滴注;头孢克肟:8～10 mg/(kg・d),每天 2 次口服。

2.特殊病原体感染时抗生素使用

(1)假膜性肠炎:停用一般抗生素,选用甲硝唑、利福平或万古霉素。

(2)耐甲氧西林金黄色葡萄球菌肠炎:万古霉素、环丙沙星治疗有效。

(3)真菌性肠炎:首先停用抗生素,采用制霉菌素或氟康唑口服。

(4)阿米巴痢疾及蓝氏贾第鞭毛虫肠炎:采用甲硝唑 12.5～25 mg/(kg・d),分 3 次口服。

(5)隐孢子虫肠炎:采用大蒜素每次 1～1.5 mg/kg,分 3 次饭后口服。

3.微生态疗法

使用双歧杆菌、乳酸杆菌、酪酸梭菌、布拉酵母等制剂,大部分益生菌需要冷藏保存,与抗生素分开服用。

4.肠黏膜保护剂

肠黏膜保护剂如双八面体蒙脱石等。

六、护理

(一)饮食管理

1.腹泻时的饮食护理

(1)严重呕吐者暂禁食4~6小时(不禁水)。

(2)母乳喂养者适当限制哺乳次数或缩短每次哺乳时间,暂停辅食。

(3)人工喂养者给予米汤、稀释牛奶或脱脂奶,糖类食物慎用。

2.腹泻缓解后饮食护理

腹泻次数减少后,给予半流质饮食,如粥、面等,少食多餐,由稀到稠。腹泻停止后,逐步恢复正常饮食。

(二)臀部护理

(1)婴幼儿选用棉质柔软尿布,勤更换。

(2)每次便后用温水清洗臀部及会阴,并涂护臀油或护臀膏。

(3)如出现肛周皮肤糜烂,可暴露臀部,局部涂药或理疗。

(三)消毒隔离

(1)与其他病种患者分室放置。

(2)医务人员及家属接触患者后,特别是接触排泄物后严格洗手。

(3)污染的一次性尿布应及时丢弃至封闭的垃圾袋或垃圾桶内,污染衣物及时洗涤并进行消毒处理,避免交叉感染。

(4)做好患者物品清洁消毒。

(四)健康指导

1.住院期

(1)告知家属消化不良、不洁饮食、病毒和细菌感染等是主要致病因素,提高预防腹泻的能力。

(2)告知饮食管理的重要性,积极配合治疗。

2.居家期

(1)合理喂养,婴儿提倡母乳喂养,避免换季断奶、逐步添加辅食;幼儿防止过食、偏食及饮食结构突然变动导致的消化不良。

（2）勿滥用抗生素，应在医师指导下规范使用。

（3）教育孩子养成饭前便后洗手的习惯，勿喝生水及食用不洁食物；婴幼儿食具每天煮沸消毒 1 次，注意玩具的清洁消毒。

第五节　原发性肾病综合征

原发性肾病综合征是由于肾小球滤过膜对血浆蛋白通透性增高，大量血浆蛋白由尿中丢失，导致一系列病理生理改变的一个临床综合征。具有大量蛋白尿、低白蛋白血症、高脂血症、水肿的临床表现。

一、病因

原发性肾病综合征的病因不明，目前认为主要与微小病变型肾炎有关。

二、临床表现

（1）大量蛋白尿：尿蛋白定量≥50 mg/（kg·d）。

（2）低蛋白血症（血浆白蛋白<25 g/L）。

（3）水肿（常为明显水肿，并可伴腹水、胸腔积液）。

（4）高脂血症（血清胆固醇和甘油三酯增高）。

上述 4 条中，前 2 条为必备条件。因此，具备前 2 条，再加后 2 条中 1 或 2 条均可确诊肾病综合征。

三、辅助检查

在除外继发性肾病综合征，如狼疮性肾炎、乙肝病毒相关性肾炎及糖尿病肾病等导致的肾病综合征后，原发性肾病综合征才能做出诊断。

（一）病理诊断

原发性肾病综合征的主要病理类型为微小病变肾病、膜性肾病、非 Ig 系膜增生性肾小球肾炎、膜增生性肾小球肾炎、局灶节段性肾小球硬化及 IgA 肾病。由不同病理类型肾小球疾病所致肾病综合征的疗效十分不同，故常需进行肾穿刺病理检查，以指导临床进行有区别地个体化治疗。

（二）肾活检指征

典型表现的肾病综合征一般不需肾活检，一经临床诊断即开始治疗。

对于激素耐药、频繁复发或激素依赖者;持续肉眼血尿或高血压者;病程中肾功能急剧恶化,或呈缓慢的肾功能减退者都应进行肾活检明确病理类型,指导治疗。

1.微小病变

光学显微镜下基本正常,免疫荧光基本阴性,电镜下广泛足突融合。

2.系膜增生肾炎

光镜下肾小球系膜细胞增生和(或)系膜基质增宽,肾小球基底膜正常,免疫荧光可见于系膜区免疫沉着。电镜下系膜区有电子致密物。

3.局灶节段性肾小球硬化

肾小球有局灶节段分布的硬化改变,可伴相应的肾小管萎缩。免疫荧光于硬化区有 IgM 和 C3 沉积。

4.膜增生性肾炎

肾小球呈分叶状,肾小球系膜增生,有内皮下插入,六胺银染色肾小球基膜呈双轨状。免疫荧光以 C3 沉积为主。电镜下沉积物分布于内皮下、肾小球基底膜内、或兼有内皮下及上皮下。

5.膜性肾病

光学显微镜下肾小球基底膜均匀加厚,六胺银染色可见典型的"钉突"样改变。免疫荧光见 IgG 和 C3 沿肾小球基底膜颗粒状沉积。电子显微镜下可见上皮下均匀分布的电子致密物,增厚的肾小球基底膜呈"钉突"改变。

四、临床分型

在诊断为肾病综合征后常需进一步区别为单纯型还是肾炎型。

(一)单纯型

只具有以上特点者。

(二)肾炎型

除以上表现外,尚具有以下表现之一项或多项者。

(1)尿中红细胞>10 个/HP(2 周内 3 次离心尿检查)。

(2)反复出现或持续性高血压,学龄儿童>130/90 mmHg,学龄前儿童>120/80 mmHg,并排除因应用糖皮质激素所致者。

(3)氮质血症:血尿素氮>10.7 mmol/L,并排除血容量不足所致者。

(4)血补体活性 C3 降低者。

五、治疗

(一)一般治疗

除高度水肿、并发感染或其他严重合并症者一般不需卧床。需卧床时应注意经常变换体位、活动肢体，以免发生肺部感染或血管栓塞合并症。

(二)水肿及高血压

限盐或短期忌盐，忌长期限盐。高度水肿、尿少者限水入量。膳食供应同龄儿正常的热量及蛋白质。应尽量给予高生物价之优质蛋白，如乳、蛋、鱼等，补充足量维生素和钙剂。一般维生素 D 500～1 000 U/d，同时口服钙剂。水肿明显者应予以利尿。一般可用氢氯噻嗪，每天 1～2 mg/kg，口服，使用时间较长者可加用螺内酯。也可用袢利尿剂呋塞米，每次 1～2 mg/kg，口服、肌内注射或静脉给药。对严重低蛋白血症，可用低分子右旋糖酐 5～10 mL/kg 或输注白蛋白 0.5～1 g/kg 后予以利尿。

(三)糖皮质激素治疗

糖皮质激素为小儿肾病综合征治疗首选药。口服常应用泼尼松或泼尼松龙。剂量 2 mg/(kg·d)，每天总量一般不超过 60 mg，最大剂量 80 mg/d，分次口服，用药一般 4～8 周（不短于 4 周，或尿蛋白转阴后 2 周）。然后改为 1.5 mg/kg 隔天晨顿服，最大剂量 60 mg/d，共 6 周，然后逐渐减量，推荐 9～12 个月。对激素依赖或频繁复发者则于已经激素诱导缓解后给予能维持缓解的最低有效剂量，用药维持较长时间。对激素耐药者，当肾功能进行性损害时，可以使用甲泼尼龙静脉冲击治疗，即每次 15～30 mg/kg（总量不＞1 000 mg），加入葡萄糖液 100～200 mL 中静脉滴注，每天或隔天 1 次，3 次为1个疗程。冲击后 48 小时再继续使用泼尼松，隔天服。冲击过程中要进行心电监护，并注意并发感染、高血压、消化性溃疡、心律失常、高凝等合并症或不良反应。

(四)其他免疫抑制剂

加用或换用此类药指征：呈频繁复发、激素依赖、激素耐药的肾病和（或）糖皮质激素不良反应严重或有皮质激素禁忌证者。

1.环磷酰胺（CTX）

CTX 是作为激素耐药的首选细胞毒药物，口服，每天 2～3 mg/kg，分次口服 8 周，总体疗效较差。大剂量 CTX 静脉冲击疗法有以下 2 种。

(1)每次 8～12 mg/(kg·d)，连用 2 天，每 2 周重复 1 次。

（2）CTX 剂量每次 500～750 mg/m²，每月 1 次。其近期不良反应有白细胞计数减少、脱发、肝功能受损、出血性膀胱炎；远期不良反应主要为性腺损伤，导致不育。总量一般不超过 200 mg/kg，此药应用时应注意当天摄入足够液体，以防止出血性膀胱炎。

2.环孢素 A（CsA）

CsA 每天 4～6 mg/(kg·d)，分 2 次口服，调整剂量使血药浓度维持在 100～200 μg/L，诱导期 3～6 个月，连续使用 CsA 3 个月蛋白尿减少不足 50%，即认为 CsA 耐药，应停药。如有效，建议诱导 6 个月后，逐渐减量，每月减少 0.5 mg/kg，减至 1 mg/(kg·d)时维持，总疗程为 1～2 年。不良反应有肾前性氮质血症（用药初期）、肾小管间质损伤（长期用药时）、多毛、牙龈增生、低血镁、血碱性磷酸酶升高等。

3.他克莫司（FK506）

FK506 常与激素（泼尼松或泼尼松龙起始剂量可减为每天 0.5 mg/kg）配伍应用。用法：每天 0.1～0.15 mg/(kg·d)，分早晚 2 次空腹口服，维持血药浓度谷值于 5～10 μg/L，连续使用 FK506 3 个月，蛋白尿减少不足 50%，即认为耐药，应停药。如有效，建议诱导 6 个月后，逐渐减量维持，每 3 个月减 25%，总疗程为 1～2 年。

4.霉酚酸酯（MMF）

MMF 主要用于难治性肾病综合征治疗，也常与激素配伍应用，用量 20～30 mg/(kg·d)，最大剂量 1 g/d，分 2 次空腹服用，半年后渐减量至 0.5～0.75 g/d，然后维持服药 12～24 个月。MMF 的毒副作用主要有胃肠道反应和感染；骨髓抑制，如贫血、白细胞减少；肝脏损害。

（五）其他辅助治疗

1.血管紧张素转换酶抑制剂

血管紧张素转换酶抑制剂能改变肾小球局部血流动力学、降低尿蛋白、防止肾小球硬化。

2.中药

多针对糖皮质激素不良反应给予滋阴降火药，如生地黄、知母、丹皮、茯苓、泽泻、生草等。在激素减量过程中可给予益气补肾药，如黄芪、炙甘草、淫羊藿、菟丝子、补骨脂等。

六、护理

(一)休息与活动

一般不需严格限制活动。严重水肿及高血压时卧床休息,病情稳定后可逐渐增加活动量,避免过度劳累。

(二)饮食护理

(1)进食乳类、蛋、鱼等优质蛋白及低脂、足量碳水化合物,高维生素饮食,蛋白摄入量一般为 $2 \text{ g}/(\text{kg} \cdot \text{d})$。

(2)钠盐的合理控制:水肿患者限制盐的摄入,以 $60 \text{ mg}/(\text{kg} \cdot \text{d})$ 为宜,严重水肿、高血压时进食无盐饮食,病情缓解后不必继续限盐,除非存在氮质血症。

(3)激素治疗期间适当控制饭量,可给予高钙食物或补充钙剂。

(三)用药护理

1.激素类

严格遵医嘱服药,用药期间观察患者有无满月脸、多血质外貌、向心性肥胖、高血压、消化道出血、骨质疏松等不良反应,及时补充维生素 D 和钙剂,防止手足抽搐症的发生。

2.利尿剂

(1)观察患者有无腹胀、恶心、呕吐及心律失常等低钾表现;有无嗜睡、意识淡漠、无力、恶心、肌痛性痉挛等低钠血症表现;观察有无烦躁和谵妄、呼吸浅慢、手足抽搐等低氯性碱中毒等表现。

(2)记录 24 小时出入量,定期复查血钾、血钠,及时补充维生素 D 和钙剂,防止手足抽搐症的发生。

3.免疫抑制剂

注意有无白细胞计数减少、脱发、恶心、呕吐及出血性膀胱炎等。鼓励患者多饮水,促进毒素排泄,避免肾功能损伤。

4.抗凝剂

抗凝和溶栓疗法可改善肾病的临床症状,改善患者对激素的效应。在使用抗凝剂,如肝素时,注意监测凝血时间、凝血酶原时间及皮肤黏膜出血征象。

(四)皮肤护理

(1)保持皮肤清洁干燥,及时更换内衣;床铺清洁、整齐,被褥松软,勤翻身。

(2)每天擦洗腋窝和腹股沟等皱褶处1~2次,并保持干燥,预防感染。

（3）水肿明显者,臀部和四肢受压部位垫软枕或用气垫床,阴囊水肿用棉垫或吊带托起,避免压疮及皮肤受损。

（4）严重水肿者尽量避免肌内注射。

（五）感染预防

（1）做好保护性隔离,与感染性疾病患者分室收治。

（2）实施保护性隔离,病房每天进行空气消毒,限制或减少探视人数及次数、严格执行手卫生等,避免交叉感染。

（3）进行各项治疗及护理操作时严格执行无菌技术,防止交叉感染。

（六）心理护理

向患者及家属讲解疾病相关知识,告知因使用糖皮质激素导致的形象改变只是暂时的,停药后会恢复,消除其自卑心理,积极配合治疗。

（七）健康指导

1.住院期

（1）教会家属观察小便的量、颜色、性状,注意观察有无由蛋白渗出所致的泡沫样小便,准确记录 24 小时尿量。

（2）告知家属饮食管理对疾病恢复的重要性,积极配合治疗。

（3）告知家属减少和限制探视的目的,取得有效配合。

2.居家期

（1）患者病情缓解后可上学,但不能剧烈活动,预防感冒,避免因过度劳累、感染诱发及加重病情。

（2）讲解激素治疗对本病的重要性,使之主动配合并坚持按计划用药。

（3）嘱其定期复查尿常规,出现异常及时就医。

第六节　过敏性紫癜

过敏性紫癜又称许兰-亨诺血管炎,是最常见的毛细血管变态反应性疾病,以广泛的小血管炎为病理基础。本病以年长儿,尤其是学龄儿童发病居多,男孩发病较女孩多,多为冬春季急性起病,夏季发病较少。

一、病因

本病属自身免疫性疾病,病因和发病机制尚不清楚,目前认为是各种致敏因素包括感染、食物、药物或疫苗等进入机体后,使具有敏感素质的机体发生变态反应,形成抗原抗体复合物,沉着于全身小血管壁,引起无菌性血管炎为主的病理改变,除毛细血管外,还可累及小动脉和小静脉。

二、临床表现

(1)多于冬春季发病,急性起病居多,发病前1～3周可有上呼吸道感染史。

(2)可有不规则发热、乏力、头痛等表现。

(3)皮肤可见淡红色或暗红色略突出于皮面的紫癜,以下肢和臀部多见。紫癜对称分布,可融合成片,并可伴有血管神经性水肿,如头部、眼睑、手足背及会阴部。皮疹可成批反复出现。

(4)可有关节疼痛,关节可有肿胀及活动受限,压痛阳性。大关节如膝关节、踝关节受累较多见。

(5)部分患者有腹痛、血便。腹部压痛阳性,严重者并发肠套叠时可触及腹部包块,并发肠穿孔时可有板状腹。

(6)肾脏受累者可出现血尿、少尿、水肿等症状。

(7)神经系统受累时可有头痛、抽搐或昏迷等症状,查体可能出现脑膜刺激征阳性、脑神经麻痹等。

三、实验室检查

本病无特征性化验检查。可行化验进行了解并发症情况及帮助鉴别诊断。

(1)血常规:血小板计数正常,存在细菌感染时白细胞计数及中性粒细胞计数升高。

(2)存在消化道出血时,大便潜血可阳性。

(3)肾脏受累时,尿蛋白可阳性,镜检可见红细胞。一般来讲,肾脏活组织检查不作为常规检查项目。

(4)变应原检查,帮助明确变应原。

(5)腹部B超可见肠壁水肿增厚,并发肠套叠时可见相应改变。

四、治疗

(1)一般治疗:卧床休息,去除变应原,少吃动物性蛋白,少渣半流食,有血便者可禁食补液。

（2）发病前或同时有呼吸道症状者，可根据病原给予抗感染治疗。

（3）口服或静脉滴注适量维生素 C 改善血管通透性。

（4）口服中药清热解毒，凉血化瘀。

（5）出现消化道出血者，可予以激素治疗，甲泼尼龙 1～2 mg/(kg·d)静脉滴注，胃肠道症状好转明显或很快消失者可 3～7 天后停用激素，否则可改为口服泼尼松 0.5～1 mg/(kg·d)，逐渐减量至停用。疗程根据患者病情持续 2～6 周。

（6）关节症状一般不需特殊处理，如症状严重可加用短期非甾体抗炎药口服，如布洛芬 15～30 mg/(kg·d)或双氯酚酸 1～3 mg/(kg·d)。

（7）表现为肾病综合征者可用泼尼松、环磷酰胺等治疗；出现肾衰竭者根据病情决定是否需透析治疗。

五、护理

(一)皮肤护理

（1）保持皮肤清洁，勤换衣裤，衣物柔软，剪短指甲，防止搔抓皮肤，如有破溃及时处理。

（2）观察皮疹消退情况，可绘成人体图形，每天详细记录皮疹变化情况；避免接触可能的各种变应原。

(二)疼痛护理

（1）关节肿痛时抬高患肢，保持患肢功能位置，协助做好日常生活的护理。

（2）腹痛者禁止热敷，以防加重胃肠出血。

（3）教会患者利用放松、娱乐等方法缓解疼痛，必要时药物止痛。

(三)饮食护理

（1）给予优质蛋白、高维生素、易消化的无渣饮食，严禁食用生冷、过热、辛辣、海鲜类食物及热带水果。

（2）如有胃肠道出血、腹痛明显者应禁食。

（3）恢复期饮食从单一食物品种加起，逐渐增加，以免复发。

(四)用药护理

应用糖皮质激素(醋酸泼尼松龙)护理要求如下。

（1）用药原则：起始足量、缓慢减药和长期维持。

（2）观察有无满月脸、向心性肥胖、痤疮、紫纹、高血糖、高血压、骨质疏松等不良反应,做好血压、血糖等的监测。

(3)使用糖皮质激素期间,对患者实施保护性隔离,勿互串病房、限制探视人数及次数,避免交叉感染。

(五)休息与活动

急性期绝对卧床休息,至症状消失(皮疹消退、无关节肿痛及腹痛)后下床活动,避免剧烈运动。

(六)预防跌倒、坠床

有关节肿痛、运动功能障碍患者,专人陪护、协助完成生活护理。下床活动时衣服、鞋子大小合适且防滑,病房通道畅通无障碍,保持地面干燥平整,避免跌倒、坠床发生。

(七)健康指导

1.住院期

(1)病房内禁止摆放鲜花、动物皮毛等易致过敏的物品。

(2)避免剧烈运动,防止过度疲劳,以免紫癜复发。

2.居家期

(1)增强抵抗力,预防感冒,避免接触变应原,防止复发。

(2)坚持用药,勿随意增减及停药,遵医嘱定期复查,以便及时治疗可能出现的肾损害。

(3)在病情未痊愈之前,禁止接种各种预防疫苗。痊愈后3~6个月,才能进行预防接种,否则易导致此病的复发。

第七节 贫 血

贫血是指外周血中单位容积内的红细胞计数或血红蛋白量低于正常。婴儿和儿童的红细胞计数和血红蛋白量随年龄不同而有差异。

一、病因

(一)红细胞和血红蛋白生成不足

(1)造血物质缺乏:如铁缺乏、维生素 B_{12} 和叶酸缺乏、维生素 A 缺乏、维生素 B₆缺乏、铜缺乏、维生素 C 缺乏、蛋白质缺乏等。

（2）骨髓造血功能障碍。

（3）感染性及炎症性贫血。

（4）其他：慢性肾病所致贫血、铅中毒所致贫血、癌症性贫血等。

（二）溶血性贫血

溶血性贫血可由红细胞内在异常或红细胞外在因素引起。

1.红细胞内在异常

（1）红细胞膜结构缺陷。

（2）红细胞酶缺乏。

（3）血红蛋白合成或结构异常。

2.红细胞外在因素

（1）免疫因素：体内存在破坏红细胞的抗体。

（2）非免疫因素如感染、脾功能亢进、弥散性血管内凝血等。

（3）失血性贫血包括急性失血和慢性失血引起的贫血。

二、临床表现

（1）皮肤、黏膜苍白。

（2）贫血时可出现呼吸加速、心率加快、脉搏加强、动脉压增高，有时可见毛细血管搏动征。

（3）胃肠蠕动及消化酶分泌功能均受影响，出现食欲缺乏、恶心、腹胀或便秘等。

（4）常表现为精神不振、注意力不集中、情绪易激动等。

（5）易疲倦、毛发干枯、营养低下、体格发育迟缓。

（6）肝脾和淋巴结肿大，外周血中可出现核红细胞、幼稚粒细胞。

（7）急性失血或溶血，虽贫血程度轻，亦可引起严重症状甚至休克；慢性贫血，若机体各器官的代偿功能较好，可无症状或症状较轻，当代偿不全时才逐渐出现症状。

三、辅助检查

（一）血常规

红细胞计数和血红蛋白可确定有无贫血及其程度，MCV、MCH、MCHC 可帮助判断形态分类，白细胞和血小板计数可协助诊断或初步排除由造血系统其他疾病(如白血病)及感染性疾病所致的贫血。

(二)红细胞形态

这是一项简单而又重要的检查方法。仔细观察血涂片中细胞大小、形态及染色情况,对贫血的病因诊断有提示作用。如红细胞较小、染色浅、中央淡染色区扩大,多提示缺铁性贫血;红细胞呈球形、染色深提示遗传性球形细胞增多症;红细胞大小不等,染色浅并有异形、靶形和碎片者,多提示珠蛋白生成障碍性贫血;红细胞形态正常则见于急性溶血或骨髓造血功能障碍。还可同时观察血涂片中白细胞和血小板的质和量的改变,对判断贫血的病因也有帮助。

(三)网织红细胞计数

可反映骨髓造红细胞的功能。增多提示骨髓造血功能活跃,可见于急慢性溶血或失血性贫血;减少提示造血功能低下,可见于再生障碍性贫血、营养性贫血等。此外在治疗过程中定期检查网织红细胞计数,有助于判断疗效,如缺铁性贫血经合理的治疗后,网织红细胞在1周左右即开始增加。

(四)骨髓检查

涂片检查可直接了解骨髓造血细胞生成的质和量的变化,对某些贫血的诊断具有决定性意义(如白血病、再生障碍性贫血、营养性巨幼红细胞性贫血)。骨髓活检对白血病、转移瘤等骨髓病变具有诊断价值。

(五)血红蛋白分析检查

如血红蛋白碱变性试验、血红蛋白电泳、包涵体生成试验等,对地中海贫血和异常血红蛋白病的诊断有重要意义。

(六)红细胞脆性试验

脆性增高见于遗传性球形细胞增多症;减低则见于地中海贫血。

(七)特殊检查

红细胞酶活力测定对先天性红细胞酶缺陷所致的溶血性贫血有诊断意义;抗人球蛋白试验可诊断自身免疫性溶血;血清铁、铁蛋白、红细胞游离原卟啉等检查可以分析体内铁代谢情况,以协助诊断缺铁性贫血;核素51铬可以测定红细胞寿命;基因分析方法对遗传性溶血性贫血不但有诊断意义,还有产前诊断价值。

四、治疗

(一)去除病因

这是治疗贫血的关键,有些贫血在病因去除后很快可以治愈。

(二)一般治疗

加强护理,预防感染,改善饮食质量和搭配等。

(三)药物治疗

针对贫血的病因,选择有效的药物给予治疗。

(四)输红细胞

当贫血引起心功能不全时,输红细胞是抢救措施。对于贫血合并肺炎的患者,每次输红细胞量更应减少,速度减慢。

(五)造血干细胞移植

婴幼儿贫血易合并急慢性感染、营养不良、消化功能紊乱等,应予以积极治疗。

五、护理

(一)一般护理

(1)合理安排饮食,提倡母乳喂养,及时添加含铁或维生素 B_{12} 及叶酸丰富的辅食,改善饮食结构。

(2)采取措施增加患者食欲,培养良好的饮食习惯,纠正偏食,避免食用蚕豆及其制品,忌服有氧化作用的药物。

(二)用药治疗及护理

(1)缺铁性贫血者补充铁剂,补铁应注意:①从小剂量开始,逐渐增加至全量,并在两餐之间服用,减少对胃的刺激。②与稀盐酸和(或)维生素 C、果糖等同服,促进铁吸收。③忌与影响铁吸收的食品如茶、咖啡、牛乳、钙片、植酸盐等同服。④服用铁剂时可用吸管服药或服药后漱口,以防牙齿被染黑。⑤肌内注射铁剂时,应深部肌内注射。⑥首次注射右旋糖酐铁后应观察 1 小时,警惕发生过敏现象。⑦用药 2～3 天后,网织红细胞开始上升,5～7 天达高峰,1～2 周后血红蛋白逐渐上升,通常于治疗 3～4 周达到正常。一般在血红蛋白恢复正常后再继续用药 8 周以增加铁储存。

(2)巨幼红细胞性贫血者:补充维生素 B_{12} 和叶酸,同时口服维生素 C,恢复期加服铁剂。

(3)适当安排休息和活动。

(4)预防感染:居室应阳光充足、空气新鲜,温、湿度要适宜,每天进行 2 次口腔护理;观察皮肤、黏膜、呼吸系统等有无感染迹象,随时给予护理。

(5)防止心力衰竭:密切观察病情,注意心率、呼吸面色、尿量等变化。

(三)健康指导

1.疾病知识指导

预防贫血,积极寻找病因。避免感染,增强免疫力。

2.康复指导

加强护理,改善饮食,注意营养搭配。坚持治疗,避免病情加剧。

3.出院指导

(1)宣教科学喂养的方法,及时添加辅食,改善饮食习惯。

(2)做好宣教,掌握口服铁剂的方法及注意事项。

(3)解除思想压力。

(4)加强预防宣教,强调孕妇及哺乳期妇女注意预防,婴儿应提倡母乳喂养,并及时添加辅食,早产儿从 2 个月开始补充铁剂,足月儿从 4 个月开始。

第八节 白 血 病

白血病是造血系统的恶性增生性疾病,是儿童时期最常见的恶性肿瘤。15 岁以下儿童白血病的发病率为 4/10 万左右,约占该时期所有恶性肿瘤的35％。我国每年约有 15 000 例儿童发生白血病,其中急性白血病占 95％,慢性白血病只占 3％～5％。急性白血病中,淋巴细胞白血病(acute lymphoblastic leukemia,ALL)占 2/3,急性髓性细胞白血病(acute myeloid leukemia,AML)占1/3。20 世纪 70 年代以来,由于化疗药物的出现和多药联合化疗方案的实施,白血病成为第 1 个通过化疗手段可以治愈的肿瘤性疾病。目前儿童急性淋巴细胞白血病的治愈率已达 80％以上;急性髓细胞白血病的总体治愈率已达 70％左右,其中急性早幼粒细胞白血病的治愈率已达 90％以上。

一、病因

具体病因尚不清楚,可能与下列因素有关。

（1）病毒感染。

（2）大量或少量多次的电离辐射。

（3）苯及其衍生物（汽油、油漆等）、氯霉素、保泰松和细胞毒性药物均可诱发白血病。

（4）白血病的发生与遗传有一定的关系。

二、临床表现

急性白血病起病较急，病程基本都在 3 个月以内，其临床表现主要由骨髓造血衰竭和白血病细胞浸润脏器引起。

（一）骨髓造血衰竭的临床表现

1.贫血

贫血为正细胞正色素性，表现为面色苍白、乏力、头晕和食欲缺乏。

2.粒细胞减少

粒细胞减少，表现为发热、感染。

3.血小板减少

血小板减少可出现皮肤瘀点、瘀斑、鼻出血和牙龈出血。

（二）白血病细胞浸润脏器

常有骨痛、肝脾大、腹胀、牙龈增生、睾丸肿大或视觉障碍（视网膜浸润），当有中枢神经系统白血病时可出现面神经瘫痪。但 AML 的骨痛、关节痛不如 ALL 常见，淋巴结、肝脾大也不如 ALL 明显。巨型肝、脾大仅见于小婴儿 AML。M3 型常合并严重的出血和 DIC。M4 型、M5 型多发生于小婴儿伴高白细胞、皮肤浸润及伴 CNSL。M6 型的胎儿血红蛋白和血红蛋白 H 多增高。M7 多发生在 3 岁以下特别是伴 Down 综合征的婴幼儿。

白血病细胞聚集成团可以形成肿物如髓细胞肉瘤或绿色瘤，多见于 M1、M2 型，易误诊为恶性实体瘤。当出现眼眶肿瘤或皮肤浸润灶时，应高度怀疑 AML。

当患者白细胞计数明显增多超过 $100 \times 10^9/L$ 时即可诊断为高白细胞血症，并可出现高黏滞综合征，表现为呼吸急促（肺栓塞）或抽搐（脑栓塞），这在单核细胞白血病的患者中更容易发生。

三、辅助检查

（一）血液检查

多数患者的血常规检查有贫血和血小板减少。白细胞数量可高可低或正常,约 20% 的患者白细胞计数超过 $100 \times 10^9/L$,但中性粒细胞多降低。仔细观察外周血涂片可见原始及幼稚细胞,出现 Auer 小体提示为 AML。

(二)骨髓检查

白血病的确诊必须行骨髓穿刺检查,并进行 MICM 即形态学、免疫学、细胞遗传学和分子生物学分型。随着人类基因组计划的完成和基因研究的不断进展,基因学分型将是白血病新的分型方向。

1.形态学分型

形态学分型也称 FAB 分型,1976 年法、美、英 3 国的血细胞形态学专家讨论制订了白血病的形态学分型,将 ALL 分成 L1、L2、L3 3 个亚型,将 AML 分成 M1~M7 共 7 个亚型,后来又增加了"M0"型。但由于对白血病本质即基因学研究的深入,上述形态学分型仅做诊断参考,而不再具有危险分组因素。

2.免疫学分型

免疫学分型是根据血细胞在不同发育阶段表达不同的抗原,用相应抗体进行检测的一种方法。特别是 20 世纪 80 年代后采用流式细胞术结合单克隆抗体的方法检测白血病细胞的抗原表达,能精确区分不同系列的白血病,并发现了急性混合性细胞白血病,即白血病祖细胞中同时表达髓系和淋系相关抗原标志。2008 年 WHO 在血液肿瘤分类标准中将此类白血病统一命名为混合表型急性白血病。

3.细胞遗传学和分子生物学分型

在儿童 ALL 中,可检出 30% 左右的染色体或基因异常;在儿童 AML 中,可检出 70% 以上的染色体或基因异常。2001 年 WHO 发表了白血病的遗传学分型,其后在 2008 年又进一步修订,确立了 ALL 和 AML 遗传学及分子学特点,从此对白血病的诊断不再机械地定义为幼稚细胞必须达到 20% 以上,而是更重视特异的遗传学异常,即如果有特异的遗传学变异,不管幼稚细胞比例多少,都应诊断为相应的白血病。

(三)脑脊液检查

中枢神经系统白血病占白血病的 5%,在起病时可无任何症状,常见于高白细胞、年龄小、单核细胞性及 MLL 基因重排的白血病。腰椎穿刺抽取脑脊液后行离心甩片法检测,如果腰穿无损伤,白细胞计数 $>5 \times 10^6/L$ 并见有幼稚细胞,便可诊断为中枢神经系统白血病。当患者伴有高白细胞血症或为 APL 时,应避免行腰椎穿刺,以免将白血病细胞带入中枢神经系统。对这类患者可先行化疗及输注血小板等治疗,使其白细胞下降及 DIC 纠正后再进行腰椎穿刺术。

(四)影像学检查

所有患者都应行胸片检查。由于白血病患者的化疗用药具有心脏毒性,因此 ECG 和超声心动图也是必须做的基本检查。根据患者情况,选择性进行头颅 CT 或 MRI 检查。

四、治疗

白血病的治疗应根据初诊时的复发危险度评估给予分层治疗。

(1)当患者具有良好预后因素时,应避免超强度治疗。

(2)当患者具有不良预后因素时,应给予高强度治疗。

遗传学异常和早期治疗反应是评估预后的 2 个重要方面。儿童白血病的治疗以化疗为主,只有少数高危患者需要放疗或造血干细胞移植。白血病的个性化治疗和靶向治疗是未来的治疗方向。

(一)化疗

化疗的原则是多药联合和多疗程治疗,化疗强度及方案根据临床危险度分组而定。虽然各组治疗方法有所不同,但治疗原则不变:诱导缓解治疗后给予强化治疗(或称巩固治疗)和维持治疗,以此消除残留的白血病。中枢神经系统的治疗开始于临床早期,其治疗时间长度根据患者的复发风险、全身治疗的强度和是否使用了颅脑放射而定。最新研究表明:更强烈的化疗未必能真正提高治愈率,反而会增加与治疗相关的死亡率;白血病治疗的进一步提高将依赖于对其病理机制和耐药基础的了解。

白血病治疗常用的化疗药物见表 5-2。

表 5-2　白血病治疗常用的化疗药物

药名	作用机制	毒副作用
环磷酰胺	抑制 DNA 合成	骨髓抑制,脱发,出血性膀胱炎
柔红霉素	抑制 DNA 和 RNA 合成	骨髓抑制,心脏毒性等
多柔比星	抑制 DNA 和 RNA 合成	骨髓抑制,心脏毒性等
去甲氧柔红霉素	抑制 DNA 合成	骨髓抑制,心脏毒性等
长春新碱	抑制 DNA 合成	周围神经炎,脱发
依托泊苷	抑制 RNA 合成	肝肾损害等
替尼泊苷	破坏 DNA,阻断 G0 和 M 期	骨髓抑制,肝、肾损害等
左旋门冬酰胺酶	分解门冬酰胺,溶解淋巴细胞	变态反应,肝损害,出血,胰腺炎等

续表

药名	作用机制	毒副作用
阿糖胞苷	抑制 DNA 合成,作用于 S 期	骨髓抑制,脱发等
甲氨蝶呤	抑制叶酸辅酶,抑制 DNA 合成	骨髓抑制,黏膜炎
6-巯基嘌呤	抑制嘌呤合成,抑制 DNA 和 RNA 合成	骨髓抑制,肝损害
泼尼松	溶解淋巴细胞	库欣综合征,高血压,骨质疏松
地塞米松	溶解淋巴细胞	同泼尼松

(二)放疗

放疗在儿童白血病的应用越来越少,不到 5%。但对于有极高复发风险的患者,如患有中枢神经系统白血病或 T-ALL 患者,尤其是白细胞计数高于$100 \times 10^9/L$的患者,仍然有些方案推荐使用放疗。如果进行有效的全身化疗,T-ALL 患者的照射剂量可以低至 12 Gy,中枢神经系统白血病患者的照射剂量可以低至18 Gy。对睾丸白血病患者,过去常规进行放疗,但目前认为,如果已给予有效的全身化疗,则应避免进行睾丸的放疗。

(三)造血干细胞移植

异基因造血干细胞移植是强化治疗的最佳方法,但移植相关风险也较高,50%左右。异基因移植对极高危的儿童,如BCRABL＋ALL 对靶向治疗反应不佳或对初始治疗反应差的患者有明显的改善。

(四)靶向治疗

白血病治疗的前景依赖于从分子水平上揭示发病机制和阐明宿主药物遗传学因素,这些努力将有助于识别新的基因,其编码的蛋白产物适用于进行靶向治疗。靶向治疗的范例有甲磺酸伊马替尼和第 2 代 ABL 激酶抑制剂,后者对伊马替尼耐药的肿瘤细胞有效。伊马替尼同样适用于具有 NUP214-ABL1 融合基因的 T-ALL 和具有 ABL1 基因的染色体外(游离基因)扩增的患者。临床试验早期的其他新型药物包括 FLT3 抑制剂、法尼基转移酶抑制剂、γ-分泌酶抑制剂和针对表观遗传学改变的药物等。蛋白酶体抑制剂和短干涉 siRNA 也正在研究,可能成为今后的治疗手段。

五、护理

(一)保护性隔离

(1)使用层流床或分室居住,房间每天消毒。

（2）限制探视人数及次数,感染者禁止探视,避免交叉感染。

（3）严格执行无菌操作及手卫生。

（二）预防出血

加强环境安全,去除危险因素,防止跌倒、坠床,避免外伤。一旦出血,积极采取相应的措施对症处理。

（三）用药护理

了解化疗方案及给药途径,观察药物不良反应,并进行针对性护理。

1.骨髓抑制

绝大多数的化疗药均可致骨髓抑制,应注意监测血象,加强预防感染和出血的措施。

2.消化道反应

（1）观察有无恶心、呕吐、食欲缺乏等消化道反应。

（2）给患者提供良好的就餐环境。

（3）饮食清淡可口,少量多餐,避免产气、辛辣和高脂食物;遵医嘱用药前给予止吐药。

3.肝肾功能损害

（1）巯嘌呤、甲氨蝶呤、门冬酰胺酶等对肝功能有损害,用药期间应观察患者有无黄疸,定期监测肝功能。

（2）环磷酰胺可引起出血性膀胱炎,用药期间鼓励患者多饮水,注意观察小便的量和颜色。

（3）遵医嘱水化及碱化尿液,利于尿酸和化疗药降解产物的稀释和排泄;遵医嘱口服别嘌醇片,抑制尿酸形成。

4.药物外渗

化疗药物需经中心静脉导管输入,避免外周穿刺,减少和避免药物外渗导致局部组织坏死。

（四）口腔护理

（1）进食前后及睡前以温开水或漱口液漱口。

（2）刷牙宜用软毛牙刷或海绵。

（3）有黏膜真菌感染者,可用碳酸氢钠溶液加制霉菌素涂口腔。

（五）皮肤护理

保持皮肤清洁,勤换衣裤,勤剪指甲;每次便后及时用温开水或盐水清洁肛周,预防肛周感染。

(六)发热护理

发热患者予以物理降温,如冷敷、温水擦浴等,禁用乙醇擦浴;慎用退热药,特别是有出血倾向的患者,以免抑制血小板的功能。

(七)饮食护理

(1)进食高蛋白、高热量、高维生素的清淡软食。

(2)增加碱性蔬菜、水果的摄入,如苦瓜、油菜、菠菜、蘑菇、生菜、菜花、金针菇、冬瓜、黄瓜、猕猴桃、柿子、香蕉、橙子、苹果、葡萄、山楂、桃子、樱桃等。

(3)注意饮食卫生,食具应消毒。

(八)疼痛护理

(1)提高护理操作技术,尽量减少因治疗、护理带来的痛苦。

(2)及时评估疼痛程度,用适当的非药物止痛技术,如音乐疗法或遵医嘱使用止痛药,评价止痛效果。

(九)心理护理

讲解白血病的相关知识、病程及治疗效果等,为患者及家属提供情感支持和心理疏导,减轻患者及家长的不良情绪,消除心理障碍,树立战胜疾病的信心。

(十)健康指导

1.住院期

(1)指导患者适当卧床休息,避免剧烈活动,保持情绪稳定。

(2)告知化疗目的、注意事项、主要不良反应及处理措施,积极配合治疗。

(3)告知实施保护性隔离的重要性,积极配合。

2.居家期

(1)鼓励患者合理锻炼,避免受凉及受伤,增强抗病能力。

(2)强调个人卫生,居住房间保持通风,避免到人多的公共场合,避免与患感染性疾病的人群接触。

(3)避免接触农药、装修建材等有害物质。

(4)坚持定期化疗和随访。

第六章

急诊科常见病护理

第一节　急性有机磷农药中毒

一、病因

急性有机磷农药中毒主要是有机磷农药通过抑制体内胆碱酯酶活性,使之失去分解乙酰胆碱能力,引起体内生理效应部位乙酰胆碱大量蓄积,使胆碱能神经受到持续冲动,从而导致一系列毒蕈碱样、烟碱样和中枢神经系统等的中毒症状和体征。严重者,常死于呼吸衰竭。

二、临床表现

呼出气多有蒜味、瞳孔针尖样缩小、大汗淋漓、腺体分泌增多、肌纤维颤动和意识障碍等中毒表现、中间型综合征(少数在急性中毒后 24～96 小时,出现以部分脑神经支配的肌肉、屈颈肌肉、四肢近端肌肉和呼吸肌的肌力减退或麻痹为主要表现的综合征)、迟发性周围神经病变(少数急性症状消失后 2～4 周,出现进行性肢体麻木,刺痛,呈对称性手套、袜套型感觉异常,伴肢体萎缩无力)。

三、辅助检查

(1)血胆碱酯酶活性(轻度中毒:胆碱酯酶活力值在 50％～70％;中度中毒:30％～50％;重度中毒:30％以下)。

(2)尿中有机磷农药分解产物测定有助于有机磷农药中毒的诊断。

四、治疗

(一)迅速清除毒物

(1)立即离开现场,脱去污染的衣服,用清水或肥皂水清洗污染的皮肤、毛发和指甲。

（2）口服中毒药物者用清水、2％碳酸氢钠溶液（敌百虫忌用）或 1∶5 000 高锰酸钾溶液（对硫磷忌用）反复洗胃，直至洗胃液清亮为止。然后再用硫酸钠 20～40 g，溶于 20 mL 水，1 次口服，观察 30 分钟无导泻作用则再追加水 500 mL 口服。

（3）眼部污染者可用 2％碳酸氢钠溶液或生理盐水冲洗。

（二）用药（治疗性）

最理想的治疗是胆碱酯酶复活剂与阿托品两药合用，应用原则是早期、足量、联合、重复用药。

1.胆碱酯酶复活剂

胆碱酯酶复活剂常用的药物为氯解磷定。中重度中毒疗程一般为 5～7 天，特殊情况可以延长（表 6-1）。

表 6-1 有机磷杀虫药中毒解毒药——氯解磷定应用剂量参考

药名	用药阶段	轻度中毒	中度中毒	重度中毒
氯解磷定	首剂	0.5～0.75 g 肌内注射或稀释后缓慢静脉注射	0.75～1.5 g 肌内注射或稀释后缓慢静脉注射	1.5～2 g 稀释后缓慢静脉注射。半小时后可重复 1 次
	以后	必要时 2 小时后重复	0.5 g 肌内注射或稀释后缓慢静脉注射，每 2 小时 1 次，共 3 次	0.25 g 每小时静脉滴注，6 小时后，如病情显著好转，可停药

2.抗胆碱药的应用

应用阿托品至毒蕈碱样症状明显好转或患者出现"阿托品化"表现，"阿托品化"表现如下。

（1）瞳孔较前扩大。

（2）口干、皮肤干燥。

（3）心率加快，90～100 次/分。

（4）肺部湿啰音消失。

达"阿托品化"后改为维持量，以后视病情变化随时酌情调整阿托品用量（表 6-2）。

（三）中间型综合征的治疗

多发生在重度中毒及早期胆碱酯酶复活剂用量不足的患者，足量应用复活剂，及时行人工机械通气是抢救成功的关键。

表 6-2　有机磷杀虫药中毒解毒药——阿托品应用剂量参

药名	用药阶段	轻度中毒	中度中毒	重度中毒
阿托品	首剂	2~4 mg 皮下注射,每 1~2 小时 1 次	5~10 mg 静脉注射,立即;1~2 mg 每半小时 1 次,静脉注射	10~20 mg 静脉注射,立即;2~5 mg,静脉注射,每 30 分钟 1 次
	阿托品化后	0.5 mg 皮下注射,每 4~6 小时 1 次	0.5~1 mg 静脉注射,每 4~6 小时 1 次	0.5~1 mg 皮下注射,每 2~4 小时 1 次

(四)迟发性神经病变的治疗

早期及时治疗,绝大多数恢复较快,如发展到运动失调和麻痹,则恢复较慢,一般在 6 个月至 2 年可痊愈。治疗措施如下。

(1)早期可使用糖皮质激素。

(2)其他药物:大剂量 B 族维生素、三磷酸腺苷、谷氨酸、地巴唑、加兰他敏、胞磷胆碱等。

(3)配合理疗、针灸和按摩治疗,同时加强功能锻炼。

(五)对症治疗

应以维持正常心肺功能为重点,保持呼吸道通畅,在治疗过程中要特别重视呼吸道通畅,防治脑水肿、肺水肿和呼吸中枢衰竭,积极预防感染。

(六)血液灌流或血浆置换治疗

对重度中毒,尤其是就医较迟、洗胃不彻底、吸收毒物较多者,可行血液灌流或血浆置换治疗。

五、护理

(一)洗胃护理

未做清除毒物处理的患者,入院后立即按常规彻底洗胃,脱去污染的衣帽鞋袜等,用温水彻底清洗被污染的皮肤,帮助患者漱口(昏迷患者,洗胃后给予口腔护理),必要时剪短头发、指甲,并保暖。

(二)饮食护理

给予高蛋白、低脂半流质或流质饮食,禁食油类食物以免加重中毒,昏迷患者鼻饲。口服中毒者经洗胃和催吐后,应禁食 1 天,消化道黏膜受损或有炎症时,应禁食,并据病情予以肠外营养。

(三)休息与体位

急性中毒患者绝对卧床休息,躁动者专人护理或采取保护性措施。

(四)用药护理

对反复应用阿托品的患者,注意观察是否达到"阿托品化",警惕发生阿托品中毒,应用复能剂时注意观察疗效和不良反应。

(五)病情观察

(1)急性中毒患者,严密观察生命体征变化,如呼吸表浅、节律失调、四肢发凉、体温骤降,提示呼吸和循环衰竭,应立即通知医师。

(2)注意保持呼吸道通畅,持续吸氧。注意观察流涎、流涕、流汗、瞳孔缩小的毒蕈碱样表现;肌束震颤、呼吸无力的烟碱样表现;惊厥、意识不清及癫痫样发作的中枢神经系统表现,并做好相应护理。

(3)密切观察防止反跳与猝死发生。反跳和猝死一般发生在中毒后 2~7 天,注意观察反跳的先兆症状如胸闷、流涎、出汗、言语不清、吞咽困难等。出现时应立即通知医师,立即补充阿托品,迅速达到"阿托品化"。

(4)详细记录出入量,输液速度不宜过快,避免诱发肺水肿。

(六)心理护理

向家属讲解中毒方面的知识,对要做的治疗及时向家属说明必要性,对有自杀倾向者,一定要做好家属及患者的心理辅导及安慰工作。

(七)健康指导

1.疾病预防

指导患者注意避免诱发因素。

2.康复锻炼

保持生活规律,劳逸结合。

3.心理指导

引导患者予以积极的心态对待疾病,缓解焦虑、紧张的情绪。

(八)家庭护理

(1)复查时间:遵医嘱按时复查,注意携带病历资料和出院小结。

(2)随诊:如出现不适症状,及时携带原有病历资料门诊就诊。

(3)切实做好有机磷化合物的保管工作,包括用药后容器的处理。

（4）严禁采摘和食用刚喷洒过有机磷农药的瓜果、蔬菜。

（5）严禁粮食、瓜果、蔬菜和其他食物与有机磷农药混装运送。

第二节 成人社区获得性肺炎

成人社区获得性肺炎是指在医院外罹患的感染性肺实质（含肺泡壁，即广义上的肺间质）性炎症，包括由于其他原因入院但具有社区病原体潜伏，并在入院后短期（<48小时）内发病的肺炎。

一、病因

常见的致病微生物包括细菌（肺炎链球菌、金黄色葡萄球菌、流感嗜血杆菌、肺炎克雷伯菌）、病毒及非典型病原体（肺炎支原体、衣原体）。

二、临床表现

（1）社区环境中新近出现咳嗽、咳痰或原有呼吸道疾病症状加重，并出现脓性痰，伴或不伴胸痛。

（2）发热。

（3）肺部实变体征和（或）肺部听诊闻及干、湿啰音。

三、辅助检查

（1）白细胞计数 $>10\times10^9/L$ 或 $<4\times10^9/L$，伴或不伴细胞核左移。

（2）胸部 X 线检查显示片状、斑片状浸润阴影或肺间质改变，伴或不伴胸腔积液。

四、急诊科快速评估与分流处置

（1）根据患者意识状态、呼吸次数、血压、年龄及既往基础疾病进行综合评估。

（2）依据以上评估考虑患者 4 个去向，即门诊、急诊留观、住院、ICU。

（3）病情稍重但暂时又不需住院者，可安排在急诊留观室进行观察治疗。

（4）重症肺炎和老年成人社区获得性肺炎尽快安排住院治疗。

（5）呼吸衰竭和血流动力学不稳定的危重患者入住 ICU。

（6）不明原因的重症肺炎应及时邀请相应科室会诊。

五、治疗

(一)一般处理原则与措施

(1)病情轻微的患者可采取医院外或社区诊所治疗。①根据病情需要给予对症治疗。②咳嗽剧烈、痰多者适当给予化痰、解除气道痉挛及止咳药物治疗。

(2)原有呼吸系统疾病或缺氧明显者应给予适当氧疗。

(二)抗菌药物的选择与应用

1.基本原则

(1)对于无需留观者应首选口服抗菌药物。

(2)对于需要留观者最好在给予抗菌药物之前能常规进行微生物检查,然后再经验性选择药物。

(3)应结合抗菌药物敏感试验选用敏感药物。

(4)对怀疑流感病毒感染者,不推荐联合应用抗菌药物治疗。

(5)对于危及生命的细菌性重症肺炎,建议早期采用广谱抗菌药物。

(6)抗菌药物疗程应视不同病原菌、病情严重程度决定,一般可于退热或主要呼吸道症状明显改善后3～5天停药。但对非典型病原体感染者疗程略延长。

2.初始经验性抗菌药物的选择方案

(1)青壮年无基础疾病者:①青霉素类(青霉素、阿莫西林);②大环内酯类;③第一代或第二代头孢菌素;④呼吸喹诺酮类(左氧氟沙星、莫西沙星)。

(2)老年人有基础疾病者:①第二代头孢菌素单用或联用大环内酯类;②β-内酰胺类、β-内酰胺酶抑制剂单用或联用大环内酯类;③呼吸喹诺酮类。

3.抗病毒治疗

对于怀疑病毒感染一般不必选择抗病毒药物,对伴有典型流感症状(发热、肌痛、全身不适和呼吸道症状)、发病时间<2天的高危成人社区获得性肺炎患者可应用抗病毒治疗。

4.对症治疗

应用祛痰及雾化等对症治疗。

5.呼吸衰竭者

呼吸衰竭者给予无创呼吸机或气管插管接呼吸机治疗。血流动力学不稳定者给予液体复苏,必要时使用血管活性药物,首选去甲肾上腺素。

6.特殊病原体肺炎处理

要注意筛查《传染病防治法》管理的传染性肺炎,例如甲型 H1N1 流感、甲型

H7N9 流感、传染性非典型肺炎、中东呼吸综合征等。临床上注意鉴别,能够排除传染性肺炎的患者,按照本指南进行诊治;不能排除传染性肺炎的患者,则按《传染病防治法》的要求进行诊治。

六、护理

(一)病情观察

观察生命体征,咳嗽、咳痰、呼吸困难的程度,痰液的颜色、性状,监测动脉血气、X 线片。

(二)饮食护理

给予高热量、高维生素、高蛋白饮食。

(三)休息和体位

发热、呼吸困难或伴有胸痛时应卧床休息,恢复期可逐渐增加活动量。

(四)用药护理

遵医嘱应用抗生素、祛痰药物。

(五)安全护理

悬挂防坠床警示牌,加以床挡保护。

(六)氧疗

呼吸困难伴低氧血症者,给予吸氧。

(七)呼吸功能锻炼

指导患者有效咳嗽、咳痰。

(八)心理护理

加强与患者的沟通,增强战胜疾病的信心。

(九)健康指导

1.疾病预防

加强锻炼身体,增强免疫力;免疫力低下时,避免到人多通风不良的场所。

2.康复锻炼

在空气新鲜、安静的环境中步行、慢跑。

3.心理指导

引导患者以积极的心态对待疾病。

4.出院指导

嘱按时服药,定期复诊,如咳嗽、咳痰、喘息、胸闷、气短、呼吸困难加重,及时就诊,并带好疾病的相关资料。

(十)家庭护理

1.复查时间

遵医嘱按时复查,注意携带胸部影像及出院小结。

2.饮食指导

出院后应制订高热量、高维生素、高蛋白的饮食计划。避免进食产气食物,如汽水、啤酒、豆类、马铃薯等。避免易引起便秘的食物,如油煎食物、干果、坚果等。

3.休息指导

合理休息,视病情安排适当的活动,以不感到疲劳、不加重症状为宜。

4.运动指导

依据病情进行腹式呼吸和缩唇呼吸训练,制订并执行步行、慢跑、气功等个体化锻炼。

5.疾病知识指导

吸烟者要戒烟。呼吸道疾病流行期间,尽量避免到人群密集的公共场所。室内保持合适的温、湿度,冬季注意保暖,避免直接吸入冷空气,夏天避免直吹空调。潮湿、大风、严寒气候、雾霾天气时避免室外活动,如无法避免外出则应佩戴口罩。据气候变化及时增减衣物,避免受凉感冒。

6.用药指导

吸入药物及口服药物的用法及用量要遵医嘱使用。

7.家庭氧疗

家庭氧疗的有效指标为呼吸困难减轻、呼吸频率减慢、发绀减轻、心率减慢、活动耐力增加。

8.随诊

如出现新症状或原有症状加重,及时携带原有病历资料到门诊随诊。

第三节　急性左心衰竭

急性左心衰竭是指各种原因使左心室心肌收缩力明显降低和(或)心脏负荷明显增加,导致心功能正常或处于代偿期的心脏在短时间内心排血量急剧下降,肺循环压力急剧上升的临床综合征。心源性肺水肿是急性左心衰竭最严重的临床表现,包括呼吸困难、发绀、咳粉红色泡沫痰等,病情危重,可迅速发生心源性休克、昏迷而导致死亡。

一、病因

(一)基本病因

(1)慢性心力衰竭急性加重。

(2)急性心肌坏死和(或)损伤,如广泛急性心肌梗死、重症心肌炎。

(3)急性血流动力学障碍。

(二)诱因

1.可能导致心力衰竭迅速恶化的诱因

(1)快速心律失常或严重心动过缓,如各种类型的房室传导阻滞。

(2)急性冠状动脉综合征及其机械并发症,如室间隔穿孔、二尖瓣腱索断裂等。

(3)急性肺动脉栓塞、高血压危象。

(4)心脏压塞。

(5)主动脉夹层。

(6)围术期。

(7)感染。

(8)围生期心肌病。

2.可能导致慢性心力衰竭急性失代偿的诱因

(1)感染包括感染性心内膜炎。

(2)慢性阻塞性肺疾病或支气管哮喘急性加重。

(3)贫血。

(4)肾功能不全。

（5）药物治疗缺乏依从性。

（6）医源性因素，如应用了非甾体抗炎药、皮质激素、抗肿瘤治疗（化疗或放疗）等。

（7）心律失常。

（8）未控制的高血压。

（9）甲状腺功能亢进或减退。

（10）乙醇或药物滥用。

二、临床表现

患者的症状从呼吸困难、外周水肿加重到威胁生命的肺水肿或心源性休克，均可出现。

（一）基础心血管疾病的表现

大多数患者有各种器质性心脏病史，存在引起急性心力衰竭的各种病因。老年人多为冠心病、高血压和老年性退行性心瓣膜病，年轻人多为风湿性心脏瓣膜病、扩张型心肌病、急性重症心肌炎等。

（二）早期表现

原来心功能正常的患者出现原因不明的疲乏或运动耐力明显减低，以及心率增加 15～20 次/分，可能是左心功能降低的最早期征兆。继续发展可出现劳力性呼吸困难、夜间阵发性呼吸困难、不能平卧等；体格检查可发现左心室增大、舒张早期或中期奔马律、第二心音亢进、两肺尤其肺底部有湿性啰音，还可有干啰音和哮鸣音，提示已有左心功能障碍。

（三）急性肺水肿

起病急骤，病情可迅速发展至危重状态。突发严重呼吸困难、端坐呼吸、喘息不止、烦躁不安，并有恐惧感，呼吸频率可达 30～50 次/分；频繁咳嗽并咯出大量粉红色泡沫样血痰；听诊心率快，心尖部常可闻及奔马律；两肺满布湿啰音和哮鸣音。

（四）心源性休克

（1）持续性低血压，收缩压降至 90 mmHg 以下，且持续 30 分钟以上，需要循环支持。

（2）血流动力学障碍：肺毛细血管楔压（PCWP）$\geqslant$18 mmHg，心脏指数$\leqslant$2.2 L/(min·m^2)（有循环支持时）或 1.8 L/(min·m^2)（无循环支持时）。

(3)组织低灌注状态,可有皮肤湿冷、苍白和发绀。

(4)尿量显著减少(<30 mL/h),甚至无尿。

(5)意识障碍。

(6)代谢性酸中毒。

三、辅助检查

(一)利钠肽

BNP<100 ng/L、NT-proBNP<300 ng/L 为排除急性心力衰竭的切点。评估其实际临床意义需综合考虑临床状况,排除其他原因,如急性冠状动脉综合征、肾衰竭、慢性肺部疾病、肺动脉高压、高血压、房颤等疾病对测定值的影响。

(二)心肌坏死标志物

测定 cTnT 或 cTnI 旨在评价是否存在心肌损伤、坏死及其严重程度。

四、治疗

(一)一般处理

1.体位

静息时明显呼吸困难者应半卧位或端坐位,双腿下垂以减少回心血量,降低心脏前负荷。

2.吸氧

低氧血症和呼吸困难明显者,应尽早吸氧,使患者 $SaO_2 \geqslant 95\%$(伴慢性阻塞性肺疾病者 $SaO_2 > 90\%$)。根据不同情况及时采取不同吸氧方式,包括鼻导管吸氧、面罩吸氧,必要时还可采用无创呼吸机或气管插管接呼吸机辅助通气治疗。

3.容量管理

肺淤血、体循环淤血及水肿明显者应严格限制饮水量和静脉输液速度。保持每天出入量负平衡约 500 mL,以减少水、钠潴留,缓解症状。3～5 天后,如肺淤血、水肿明显消退,应减少水负平衡量,逐渐过渡到出入量大体平衡。必要时可根据中心静脉压调节。在负平衡下应注意防止发生低血容量、低血钾和低血钠等。同时应限制钠盐摄入<2 g/d。

(二)药物治疗

1.吗啡

吗啡 3～5 mg 静脉注射。伴明显和持续低血压、休克、意识障碍、慢性阻塞性肺疾病等患者禁忌使用。

2.毛花苷 C

伴快速心室率、房颤患者可应用毛花苷 C 0.2～0.4 mg 缓慢静脉注射,2～4 小时后可重复应用 0.2 mg。

3.呋塞米

呋塞米宜先静脉注射 20～40 mg,应用过程中应监测尿量,并根据尿量和症状的改善状况调整剂量;利尿剂反应不佳或利尿剂抵抗患者可酌情增加利尿剂剂量或联合应用小剂量多巴胺,以增加肾血流。

4.血管扩张药物

应用过程中要密切监测血压,根据血压调整合适的维持剂量。

(1)硝酸酯类药物:适用于急性冠状动脉综合征伴心力衰竭的患者。硝酸甘油静脉滴注起始剂量为 5～10 $\mu g/min$,每 5～10 分钟递增 5～10 $\mu g/min$,最大剂量为 200 $\mu g/min$。

(2)硝普钠:适用于严重心力衰竭、原有后负荷增加及伴肺淤血或肺水肿患者。临床应用宜从小剂量 0.3 $\mu g/(kg \cdot min)$ 开始,可酌情逐渐增加剂量至 5 $\mu g/(kg \cdot min)$,静脉滴注,通常疗程不要超过 72 小时。

(3)新活素:推荐用于收缩压>90 mmHg 的急性失代偿性心力衰竭。先给予负荷剂量 1.5～2 $\mu g/kg$ 静脉缓慢推注,继 0.01 $\mu g/(kg \cdot min)$ 静脉滴注;也可不用负荷剂量而直接静脉滴注。疗程一般为 3 天。

5.非洋地黄类正性肌力药物

(1)多巴胺:小剂量[<3 $\mu g/(kg \cdot min)$]应用有选择性扩张肾动脉、促进利尿的作用;大剂量[>5 $\mu g/(kg \cdot min)$]应用有正性肌力作用和血管收缩作用。

(2)左西孟旦:可使患者的 BNP 水平明显下降。首剂 12 $\mu g/kg$ 静脉注射(>10 分钟),继以 0.1 $\mu g/(kg \cdot min)$ 静脉滴注,可酌情减半或加倍。对于收缩压<100 mmHg 的患者,不需负荷剂量,可直接用维持剂量,防止发生低血压。应用时需监测血压和心电图,避免血压过低和心律失常的发生。

6.血管收缩药物

血管收缩药物如去甲肾上腺素、肾上腺素等,多用于尽管应用了正性肌力药物仍出现心源性休克或合并显著低血压状态。

7.抗凝治疗

抗凝治疗(如低分子肝素)建议用于深静脉血栓和肺栓塞发生风险较高,且无抗凝治疗禁忌证的患者。

(三)非药物治疗

1.主动脉内球囊反搏

主动脉内球囊反搏指征包括以下几项。

(1)急性心肌梗死或严重心肌缺血并发心源性休克,且不能由药物纠正。

(2)伴血流动力学障碍的严重冠心病(如急性心肌梗死伴机械并发症)。

(3)心肌缺血或急性重症心肌炎伴顽固性肺水肿。

(4)心室辅助装置(LVAD)或心脏移植前的过渡治疗。

2.机械通气

机械通气指征为心搏呼吸骤停而进行心肺复苏及合并Ⅰ型或Ⅱ型呼吸衰竭。

3.血液净化治疗

血液净化指征为高容量负荷如肺水肿或严重的外周组织水肿且对利尿剂抵抗、低钠血症(血钠<110 mmol/L)且有相应的临床症状、肾功能进行性减退,血肌酐>500 μmol/L 或符合急性血液净化指征的其他情况。

4.心室机械辅助装置

急性心力衰竭经常规药物治疗无明显改善时,有条件的可应用心室机械辅助装置技术。

(四)急性心力衰竭稳定后的后续处理

1.病情稳定后监测

入院后至少第1个24小时要连续监测心率、心律、血压和血氧饱和度,之后也要经常监测。至少每天评估心力衰竭相关症状(如呼吸困难)、治疗的不良反应,以及评估容量超负荷相关症状。

2.病情稳定后治疗

(1)无基础疾病的急性心力衰竭:在消除诱因后,并不需要继续心力衰竭的相关治疗,应避免诱发急性心力衰竭的因素,如出现各种诱因要及早、积极控制。

(2)伴基础疾病的急性心力衰竭:应针对原发疾病进行积极有效的治疗、康复和预防。

五、护理

(一)即刻护理措施

将患者置于坐位或半坐位,双腿下垂,以减少静脉回流。立即给予高流量面罩吸氧,如上述方法给氧后 $PaO_2 < 60$ mmHg 时,应做好使用机械通气治疗的准备。进行心电、血压、血氧饱和度监测。开放静脉通路,准备按医嘱给药。遵医嘱留取动脉血气分析及各种检验标本。

(二)饮食护理

给予低盐、低脂易消化饮食,饮食富含多种维生素。

(三)用药护理

应用吗啡后注意有无呼吸抑制及低血压的发生。应用利尿剂后注意观察尿量及电解质水平的变化。血管扩张剂硝普钠应现用现配,避光输注,严密观察用药前后血压、心率的变化。

(四)病情观察

保持呼吸道通畅,注意观察咳嗽和咳痰情况,及时清除呼吸道分泌物。监测生命体征,当患者出现血压下降、心率增快时,应警惕心源性休克的发生。观察神志变化。

(五)心理护理

急性心力衰竭发作时的窒息感、濒死感使患者感到恐惧、焦虑,在抢救过程中注意适时安慰患者,取得患者和家属的配合,增强患者战胜疾病的信心。

(六)健康指导

1.疾病预防

指导患者积极治疗原发病,注意避免诱发因素。

2.康复锻炼

保持生活规律,劳逸结合,避免重体力劳动。

3.心理指导

引导患者以积极的心态对待疾病,缓解焦虑、紧张的情绪。

(七)家庭护理

1.复查时间

遵医嘱按时复查,注意携带检查资料及出院小结。

2.饮食指导

低脂清淡饮食,忌饱餐,多食用蔬菜和水果,保持大便通畅。

3.休息指导

合理休息,视病情安排适当的活动,保持生活规律,劳逸结合。

4.运动指导

依据病情制订并执行步行、慢跑、气功等个体化锻炼,避免重体力劳动。

5.疾病知识指导

尽量避免到人群密集的公共场所。据气候变化及时增减衣物,避免受凉感冒。

6.用药指导

不要随意增减或撤换药物,注意药物不良反应的观察。

7.随诊

如出现不适症状,及时携带原有病历资料到门诊随诊。

第四节　心　搏　骤　停

心搏骤停是指心脏在正常或无重大病变的情况下,受到严重打击引起的心脏有效收缩和泵血功能突然停止。心搏骤停后即出现意识丧失、脉搏消失及呼吸停止,经及时有效的心肺复苏后部分患者可存活。

一、病因

可以引起心脏停搏的原因有很多,机制也很复杂。

(一)器质性心脏疾患

心脏本身器质性的病变是引起心脏停搏的最常见因素,如急性心肌梗死、各种类型的心肌炎、心肌病、心包炎、风湿性瓣膜性心脏病、先天性心脏病、急性左心衰竭等。器质性心脏病造成心脏停搏的最常见原因是各种类型的心律失常,如传导阻滞、室速、室颤等。

(二)严重的缺氧或低氧血症

如呼吸道异物、分泌物、咯血、胃肠道反流等原因导致急性呼吸道梗阻。

(三)中枢系统疾患

各种原因引起的颅内压增高,如脑出血、脑膜脑炎、脑脓肿、脑部肿瘤、严重颅脑外伤。

(四)电解质紊乱所致的心律失常

如最常见的低钾导致的室速、室颤和高钾导致的心搏停止。

(五)电击伤

实质上就是电休克,是电流对心肌直接作用导致。

(六)神经反射性心搏停止

多发生在迷走神经张力过高或受到强烈刺激的情况下,如腹部手术时脏器牵拉刺激腹腔迷走神经节;气管插管、气管切开、插胃管时刺激喉部及气管;意外过度惊吓造成的反射性心脏停搏。

(七)药物和中毒

多是由药物或中毒物质对心脏传导系统和心肌收缩直接抑制导致。

二、临床表现

(1)意识突然丧失。

(2)大动脉(颈动脉和股动脉)触不到搏动。

(3)呼吸停止或抽搐样呼吸。

(4)瞳孔散大固定。

(5)全身发绀。

(6)心电图表现为心室颤动、无脉性电活动或心室停搏。

三、治疗

当发现患者发生心脏停搏时,应遵循立即在现场就地进行心肺复苏(CPR)的抢救原则。心肺复苏包括基础生命支持和高级生命支持(ALS)。基础生命支持包括胸外心脏按压、开放气道、人工通气、电除颤及药物治疗等,目的是使患者恢复自主循环和自主呼吸。高级生命支持包括人工气道的建立、机械通气、紧急心脏起搏、复苏用药。

四、护理

(一)基础生命支持的具体操作步骤

1.早期识别心搏骤停

发现患者突然倒地、意识丧失、呼吸停止或无法正常呼吸(叹息样呼吸),其中任何一种症状时即可识别。

2.立即启动急救系统

呼叫医师及其他护士帮助抢救。

3.有效的循环支持

立即将患者平卧于硬平面上(硬板床或地上),站或跪于患者身体右侧胸部位置,松解衣扣充分暴露胸腹部,双手重叠放置于患者胸部正中两乳头之间,双肘关节伸直,肩、臂和手保持垂直用力向下按压,肘关节不能弯曲。按压深度至少 5 cm,不超过 6 cm;按压频率 100～120 次/分;每次按压后保证胸廓完全回弹。

4.开放气道

双人心肺复苏时,在完成 30 次胸外心脏按压后,立即评估患者的气道开放情况,并采用仰头举颌法或仰头拉颌法打开气道,同时给予 2 次人工呼吸,人工通气前要注意清除患者口腔内的异物或取下义齿。

5.人工通气

人工通气的方法包括口对口人工呼吸、口对鼻人工呼吸、口对辅助器人工呼吸及简易呼吸器辅助呼吸。无论何种人工呼吸,吹气时间均不应低于1 秒,胸廓起伏明显,频率 8～10 次/分,还应避免过度通气。按压与人工呼吸比为 30∶2。

6.电除颤

大多数的心搏骤停发生于成人,而成人心搏骤停时的心律失常主要是室颤,因此电除颤是对室颤最有效的治疗方法,对心搏骤停患者实施电除颤复律的速度是决定心肺复苏成功的关键,每延迟 1 分钟存活率既下降 7%～10%。电除颤的最佳时间窗是心脏停搏发生后立即行 CPR 的 3 分钟内。操作要点如下。

(1)选择电除颤模式:单向波非同步直流电除颤、双向波非同步直流电除颤、自动体外除颤。单向波非同步直流电除颤成人电量 200～360 J/s;双向波非同步直流电除颤成人电量 150～200 J/s;儿童首次电除颤电量 2 J/(kg·s),重复可增至 4 J/(kg·s)。

(2)电极板涂匀导电糊后放置于右侧锁骨下胸骨右侧及左侧乳头下方,双手用不低于 10 kg 的力量尽量使电极板与胸壁紧密接触。

(3)在实施电除颤时,应当停止 CPR,电除颤结束后立即恢复 CPR,及时有效的电除颤及尽量缩短中断 CPR 的时间是提高患者存活率的关键因素。

7.CPR 的有效指征

(1)每当按压时可摸到颈动脉搏动。

(2)皮肤、口唇、甲床颜色转为红润。

(3)散大的瞳孔开始缩小,对光反射恢复。

(4)自主呼吸恢复。

(5)眼球活动,呻吟、出现知觉反射或挣扎。当心脏停搏患者初级复苏有效后可立即停止 CPR,进入高级生命支持阶段。

(二)高级生命支持的具体操作

1.人工气道的建立

人工气道建立的方法主要有口腔内置口咽通气管、气管插管、气管切开。

2.机械通气

简易呼吸器的使用、呼吸机的使用。

3.紧急心脏起搏

详见电除颤。

4.复苏用药

首选静脉或骨髓腔内给药,至少开放 2 条静脉通道,尽量选择上腔静脉系统给药。复苏药物包括肾上腺素、血管升压素、胺碘酮、利多卡因、复方右旋糖酐、碳酸氢钠等。

(1)肾上腺素:具有强有力的 α 和 β 受体兴奋作用,因此是 CPR 的首选用药。通常选用直接静脉给药,首次 0.5～1 mg,以后逐渐递增,并可反复给药,临床实践证明,在 CPR 过程中,直接、快速、反复静脉注射肾上腺素足以替代以往主张的三联或四联。

(2)异丙肾上腺素:具有和肾上腺素同样的 α 和 β 受体兴奋作用,但不如肾上腺素作用强,常用 1～5 mg 加入液体中维持静脉滴注,目标是将心率维持在 60～80 次/分。

(3)去甲肾上腺素:具有强有力的 α 受体兴奋作用,血管收缩作用强,因此极少应用。

(4)阿托品:可增强窦房结和房室结的自律性和传导性,通常 1 mg 静脉注射,可反复多次静脉给药(复苏抢救成功后应警惕复苏后的阿托品中毒症状)。

(三)健康指导

(1)应加强对普通民众的急救意识、急救能力、急救方法的科普宣传及技术指导,使普通民众掌握在突发紧急情况下可以迅速采取紧急自救或救人的能力。

(2)指导可能发生心脏骤停的患者家属:掌握一旦患者发生突发心脏停搏时的急救方法及呼救途径,如冠心病、原发性心肌病、风湿性心脏病、先天性心脏病等。

(3)对心肺复苏术后意识转清的患者的指导:①告知患者之前发生的事情及可能引起心脏停搏的原因;②指导患者进一步的治疗方案,包括对原发疾病的治疗方案;③告知患者目前已暂时脱离危险,避免紧张、恐惧的情绪。

参 考 文 献

[1] 邵小平,杨丽娟,叶向红,等.实用急危重症护理技术规范[M].上海:上海科学技术出版社,2020.

[2] 孙大芳,李芬,官昌艳,等.现代护理技术与临床护理实践[M].哈尔滨:黑龙江科学技术出版社,2018.

[3] 周秉霞.实用护理技术规范[M].长春:吉林科学技术出版社,2019.

[4] 万霞.现代专科护理及护理实践[M].开封:河南大学出版社,2020.

[5] 张世叶.临床护理与护理管理[M].哈尔滨:黑龙江科学技术出版社,2020.

[6] 任潇勤.临床实用护理技术与常见病护理[M].昆明:云南科学技术出版社,2020.

[7] 黄俊蕾,赵娜,李丽沙.新编实用临床与护理[M].青岛:中国海洋大学出版社,2019.

[8] 刘阳.常见疾病护理常规[M].北京:科学技术文献出版社,2018.

[9] 廖喜琳,刘武,周琦.护理综合实训指导[M].西安:西安交通大学出版社,2020.

[10] 蒙黎.现代临床护理实践[M].北京:科学技术文献出版社,2018.

[11] 吴欣娟.临床护理常规[M].北京:中国医药科技出版社,2020.

[12] 张纯英.现代临床护理及护理管理[M].长春:吉林科学技术出版社,2019.

[13] 李秋华.实用专科护理常规[M].哈尔滨:黑龙江科学技术出版社,2020.

[14] 张文燕,冯英,柳国芳,等.护理临床实践[M].青岛:中国海洋大学出版社,2019.

[15] 王婷,王美灵,董红岩,等.实用临床护理技术与护理管理[M].北京:科学技术文献出版社,2020.

[16] 王姗姗.实用内科疾病诊治与护理[M].青岛:中国海洋大学出版社,2019.

[17] 王春燕,闵庆红,丁爱萍.护理诊断与管理[M].长春:吉林科学技术出版社,2019.

[18] 白志芳.实用临床护理技术与操作规范[M].长沙:湖南科学技术出版社,2019.

[19] 王林霞.临床常见病的防治与护理[M].北京:中国纺织出版社,2020.

[20] 胡昌俊.临床医学与护理概论[M].昆明:云南科技出版社,2018.

[21] 吴小玲.临床护理基础及专科护理[M].长春:吉林科学技术出版社,2019.

[22] 潘洪燕,龚姝,刘清林,等.实用专科护理技能与应用[M].北京:科学技术文献出版社,2020.

[23] 张海霞,刘瑛.现代内科诊疗与护理[M].汕头:汕头大学出版社,2018.

[24] 赵霞.临床外科护理实践[M].武汉:湖北科学技术出版社,2018.

[25] 王艳.常见病护理实践与操作常规[M].长春:吉林科学技术出版社,2020.

[26] 贾雪媛,王妙珍,李凤.临床护理教育与护理实践[M].长春:吉林科学技术出版社,2019.

[27] 尹玉梅.实用临床常见疾病护理常规[M].青岛:中国海洋大学出版社,2020.

[28] 张宏.现代内科临床护理[M].天津:天津科学技术出版社,2018.

[29] 魏晓莉.医学护理技术与护理常规[M].长春:吉林科学技术出版社,2019.

[30] 李凌燕.人性化护理在妇产科护理中的应用[J].继续医学教育,2020,34(7):101-103.

[31] 张凤,许欢.护理敏感指标在重症监护室导尿管相关尿路感染护理质量评价中的应用[J].世界最新医学信息文摘,2020,21(101):213-214,216.

[32] 张鲜芳,张淑林,康小琴,等.临床护理路径在子宫肌瘤围手术护理中的应用效果[J].山西医药杂志,2019,48(12):1497-1499.

[33] 赵明.优质护理服务在儿科护理中的意义[J].中国医药指南,2019,17(30):375-376.

[34] 谢丽霞.优质护理干预在妊娠期高血压疾病护理中的应用研究[J].基层医学论坛,2020,24(6):874-875.